看護・介護現場のための

# 高齢者の
# 飲んでいる薬が
# わかる本

秋下雅弘
長瀬亜岐

医学書院

**秋下雅弘**（あきした・まさひろ）

東京大学医学部卒業。現在、東京大学大学院医学系研究科加齢医学講座老年病学分野・教授、東京大学医学部附属病院副院長、老年病科・科長。高齢者の医薬品適正使用、特にポリファーマシー問題について20年以上研究を続け、学会・新聞・テレビ・雑誌などで注意を喚起するとともに、日本老年医学会や厚生労働省による関係の指針作成の中心メンバーとして尽力してきた。他に性ホルモンの抗老化作用、フレイル、認知症について研究。主な著書に『薬は5種類まで 中高年の賢い薬の飲み方（PHP新書）』など。

**長瀬亜岐**（ながせ・あき）

札幌医科大学大学院保健医療学研究科（地域看護学専攻）修了。北海道医療大学大学院〔高度実践コース：CNS（老年看護）およびNP（ナース・プラクティショナー）プライマリ・ケア〕修了。高齢者が地域で安心して暮らしていくために、急性期から地域まで一貫したケアの大切さを追求すべく、臨床・教育・研究に従事。現在は救急外来で高齢者ポリファーマシーのゲートキーパーして多職種協働を実践している。

---

看護・介護現場のための
**高齢者の飲んでいる薬がわかる本**

| | |
|---|---|
| 発　行 | 2018年10月15日　第1版第1刷Ⓒ |
| | 2021年 8月15日　第1版第2刷 |
| 著　者 | 秋下雅弘・長瀬亜岐 |
| 発行者 | 株式会社　医学書院 |
| | 代表取締役　金原　俊 |
| | 〒113-8719　東京都文京区本郷1-28-23 |
| | 電話　03-3817-5600（社内案内） |
| 印刷・製本 | アイワード |

本書の複製権・翻訳権・上映権・譲渡権・貸与権・公衆送信権（送信可能化権を含む）は株式会社医学書院が保有します。

ISBN978-4-260-03693-1

本書を無断で複製する行為（複写，スキャン，デジタルデータ化など）は，「私的使用のための複製」など著作権法上の限られた例外を除き禁じられています．大学，病院，診療所，企業などにおいて，業務上使用する目的（診療，研究活動を含む）で上記の行為を行うことは，その使用範囲が内部的であっても，私的使用には該当せず，違法です．また私的使用に該当する場合であっても，代行業者等の第三者に依頼して上記の行為を行うことは違法となります．

**JCOPY** 〈出版者著作権管理機構　委託出版物〉
本書の無断複製は著作権法上での例外を除き禁じられています．複製される場合は，そのつど事前に，出版者著作権管理機構（電話 03-5244-5088, FAX 03-5244-5089, info@jcopy.or.jp）の許諾を得てください．

# はじめに

　ポリファーマシー(多剤服用による害)に対して厚生労働省が旗振りをはじめ、高齢者の医薬品適正使用に関しての取り組みがなされるようになりました。
　入院してきた患者さん(高齢者)が飲んでいる薬を、薬剤師任せにしていませんか。訪問看護の利用者さんの服薬の確認、「多くて大変だな」と感じていませんか。介護施設で担当している方の「薬、本当にこれでいいのかな(でも主治医には聞きにくいな)」と心の中で思っていませんか。そして「とにかく薬だけは飲んでもらわないと」という使命感で、食事に混ぜたり、無理に飲んでもらおうとしていないでしょうか。
　たくさんの薬を飲むことは患者さんにとって一苦労で、「これ(薬)でおなかいっぱいになっちゃう」という方にも多く出会います(生活に影響する問題)。それ以上に、有害事象が出やすい高齢者の多剤服用を放っておくことは大変危険です(命にかかわる問題)。

*

　認知症ケアチームの一員として勤務していた病院で私はある日、せん妄がよくならない患者さんの相談を受けました。記録を読むと、持参薬の中にフランドルテープ225枚(!)という記載が。目を疑いましたが、病棟薬剤師に確認すると、他にも残薬がたくさんあることがわかりました。「この患者さんは慢性硬膜下血腫の緊急手術で入院したけど、誰と暮らしているの？　今までの薬剤管理は誰がしていたの？　介護認定は受けている？　ケアマネさんはこの状況を把握している？」。疑問が次々に生じました。

*

　入院時はまさに多剤服用に介入できるチャンスです。しかしどんな場面であっても、このような問題に向き合い介入するためには、「なぜこの薬を飲んでいるのか?」と疑問を持てるだけの知識が求められます。本書では、その知識と視点、対応策を、ポリファーマシー対策の第一人者である秋下雅弘先生に解説していただいています(本書の読み方→p.viii)。事例は、私が相談を受けた多数の高齢者の症例から、薬が引き起こしたと考えられる典型的なものを厳選しました。

もし、あなたの担当する患者さんの服用している薬のなかに、なぜ飲んでいるのか疑問に思ったものがあるときには、勇気を出して医師や薬剤師に相談しましょう。認知症ケアチームやさまざまなケアチームに相談するのも1つの手かもしれません。在宅での様子は、退院調整看護師が情報収集をしてくれます。自分たちで解決が困難なときは、院内外の専門家にお願いすると情報が一気に集まります——その第一歩に、きっと本書が役に立ちます。

＊

　さて、私が相談を受けた前出の患者さん、実は物忘れが進行して困っているうえに、奥さんが入院してしまったという状況でした。訪問看護師は、以前からこの方が転倒しやすいことも含めて主治医に薬剤調整を依頼していましたが、「循環器の専門病院からの処方だから触れない(変更しにくい)」といった問題が生じていることがみえてきました。
　多職種が連携し、最終的に薬剤は17種類から6種類に減らすことができました。そして食後3回と寝る前(1日4回)だった内服を2回に減らすこともできました。「薬のコンプライアンスが悪い」と否定するのではなく、「服薬を遵守できるように処方を変えることへの支援」という、"その人の持てる力を発揮してもらう視点"も必要だったのです。
　これによって、身体面の安定のみならず、経済的にも薬価ベースで年間10万円以上を減らすことができました。
　慢性硬膜下血腫の原因となっていた"繰り返す転倒"も、薬剤性ということが考えられます。さらにこの方は、狭心症や心筋梗塞を繰り返していました。これも、服薬管理ができていなかった結果かもしれません。

＊

　ケアする私たちが、高齢者の飲んでいる薬についての知識を持ち、医師の処方の意図を理解すること。そして薬についても患者さんの"生活の視点"から見直し、"その人にとっての最善は何か"を考えていくことがポリファーマシーへの介入につながります。ケア専門職に薬の知識は必要ない？　そんなことはありませんね。ポリファーマシーへの介入をきっかけに、私たちにもできることがみえてくるはずです。

2018年10月　長瀬亜岐

▶ 目次

はじめに……… iii

本書の読みかた……… viii

**1　ポリファーマシー（多剤服用による害）**……… *002*
6種類以上、飲んでいませんか？
ただし「処方されている薬＝飲んでいる薬」とは限らない。

**2　鎮痛薬の長期服用**……… *022*
思わぬ有害事象で救急搬送!?　慢性疼痛をかかえる高齢者は多い。

**3　せん妄の要因となる薬**……… *036*
せん妄の対応に薬はNG。認知症との見分けも含め、リスクを把握したい。

**4　睡眠薬の使い方**……… *048*
機序を理解して、必要時だけうまく利用する。
ベンゾジアゼピン系薬剤は避けたい。
　**FAQ**……… *063*

**5　抗コリン作用のある薬**……… *068*
予期せぬところで全身の不調を招く。
さまざまな領域の薬に抗コリン作用があることを知っておきたい。

**6　循環器疾患に使われる薬**……… *082*
病態に応じた利尿薬の調整が必要。若い人と同じようには考えられない。

## 7 腎排泄の薬 ……… *098*

高齢者は腎機能が低下しているため蓄積しやすい。
有害事象は早期に察知したい。

**FAQ** ……… *112*

## 8 糖尿病治療薬 ……… *114*

血糖コントロールは生活とのバランスが必須。
薬物治療はシンプルにしたい。

**FAQ** ……… *126*

## 9 嚥下にかかわる薬 ……… *130*

意識レベルと嚥下機能はかかわりが深い。
呼吸・嚥下機能と「薬」を結び付けてケアしたい。

## 10 免疫抑制作用のある薬 ……… *142*

適応が増えてきている。感染予防を忘れずに。

## 11 漢方薬 ……… *154*

有害事象がないわけではない。
生死にかかわる問題へと発展する有害事象を知っておきたい。

## 12 早すぎる薬剤評価に注意 ……… *164*

飲んですぐ効くとは限らない。効果の出方を予測し、
処方意図を踏まえて観察したい。

## 13 環境の変化に注意 ……… *176*

季節、病床、住環境で薬の反応や役割は変わる。
その人の最善を考え、
チーム全員で薬を見直し、整理したい。

## COLUMN

- 薬物有害事象と薬の副作用の違い　*020*
- 合剤の意義　*020*
- 薬剤師って外来にいますか?　*021*
- ちょっと待って! その薬、本当に使っても大丈夫?　*035*
- ケア現場で共通の客観的指標を設けているか　*047*
- ブロチゾラムの盲点　*065*
- 転倒を減らすためのある病院の取り組み　*065*
- 習慣性のあるベンゾジアゼピン系睡眠薬は変更しにくい　*066*
- 高齢入院患者の有害作用発現率は6～15%　*066*
- 物忘れ外来、まずは薬による影響を除外する　*067*
- 心不全パンデミック!?　*096*
- 高齢者の塩分制限　*096*
- 気づいていますか? 最近、高齢者に処方されなくなった薬　*096*
- 知っておきたい高齢者の非典型的徴候　*127*
- 低血糖発作に備えたIDカード　*127*
- コンビニでバナナ、悪いこと?　*127*
- 「食べられるようになってもらいたい」は人生を支援すること　*141*
- 薬効だけでなく剤形にも着目　*141*
- 在宅こそ注意　*153*
- 勤務体制の都合で「効かない」と言ってしまっていませんか　*175*
- 糖尿病の悪化時期には地域差がある　*192*
- 院内処方薬の事情　*192*
- 薬剤師をどんどん活用してみよう!　*192*

執筆協力　早瀬友和（名古屋掖済会病院薬剤部）
イラスト　matsu（マツモトナオコ）
装丁　加藤愛子（オフィスキントン）

# 本書の読みかた

## 本書は**13のテーマ**からなります。

1つのテーマは

▶ **事例**（Ns.長瀬）

▶ **なぜこんなことに!?**（Dr.秋下解説）

▶ **これだけは知っておきたい!**（Dr.秋下解説）

▶ **これだけはしておきたい!**（Dr.秋下解説）

▶ **看護師目線のチェック項目**（Ns.長瀬）

からなっています

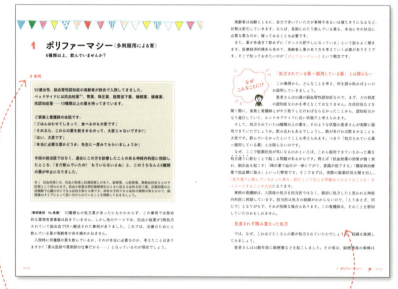

### 事例

高齢者の薬にまつわる事例を、Ns.長瀬が提供します。
救急搬送になってしまったケースや、あわや事故か？というケースを挙げています。

### なぜこんなことに!?

Dr.秋下が事例を多角的に読み解きます。なぜこんなことが起きたのか。何に気づき、何を考えなくてはいけなかったか。「知っておくべきこと」につながる推論を展開します。

*viii*

## これだけは知っておきたい！

高齢者の命を守るために知っておきたい、老年医学と薬の知識を厳選してまとめてあります。

## これだけはしておきたい！

高齢者の命と生活を守るためにしておきたいことを、具体的にまとめてあります。

知っておきたい！・しておきたい！の冒頭には読んだところをチェックしていけるよう、小見出しがまとめてあります。

## 看護師目線のチェック項目

Ns.長瀬の体験から、看護師目線で「しておくべきこと」をまとめてあります。

同じことが重複する場合、該当ページを記載してあります。そこはとくに重要なポイントです。

本書の読みかた　001

# 1 ポリファーマシー（多剤服用による害）
### 6種類以上、飲んでいませんか？

▶ **事例**

92歳女性、脳血管性認知症の高齢者が肺炎で入院してきました。ベッドサイドには抗血栓薬[※1]、胃薬、降圧薬、脂質低下薬、睡眠薬、鎮痛薬、抗認知症薬……10種類以上の薬を持ってきています。

ご家族と看護師の会話です。
「ごはんはむせてしまって、食べるのも大変です」
「それなら、これらの薬を飲ませるのって、大変じゃないですか？」
「はい、大変です」
「本当に必要な薬かどうか、先生に一度みてもらいましょうか」

今回の担当医ではなく、過去にこの方を診療したことのある神経内科医に相談したところ、「まだ飲んでいたの？　もういらないよね」と、このうちなんと6種類の薬が中止になりました。

※1　抗血栓薬には、抗血小板薬と抗凝固薬とがあり、脳梗塞、心筋梗塞、静脈血栓症などの予防薬として使われます。抗血小板薬は粥状動脈硬化のときに起きる血栓を防ぐ薬、抗凝固薬は心房細動で心臓の中にできる血栓を抑える薬です。両者は予防できる血栓の種類が異なるので、脳梗塞のタイプによって使い分けられていることを理解しておきましょう。

[**事例提供：Ns.長瀬**]　10種類もの処方薬があったにもかかわらず、この事例では致命的な薬物有害事象は起きていません。しかし他のケースでは、抗血小板薬が3剤処方されていて脳出血でERへ搬送された事例がありました。これでは、治療のためにと飲んでいる薬が高齢者の命を縮めかねません。

　入院時に何種類の薬を飲んでいるか、それが本当に必要なのか、考えたことはありますか？「薬は医師や薬剤師の仕事だから……」となっているのが現状でしょう。

高齢者は加齢とともに、自力で歩いていたのが車椅子あるいは寝たきりになるなど、状態は変化していきます。ならば、長期にわたり飲んでいる薬も、本当に今の状況に必要な薬なのか、疑ってみることも必要です。
　また、薬が多過ぎて飲めずに「タンスの肥やしになっている」という話もよく聞きます。医療経済的損失も含めて、高齢者と薬のあり方を考えていく必要がありそうです。そこで知っておきたいのが「ポリファーマシー」という概念です。

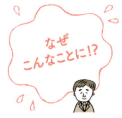

### 「処方されている薬＝服用している薬」とは限らない

　この事例から、どんなことを考え、何を読み取ればよいのか説明していきましょう。
　患者さんは92歳の脳血管性認知症なので、まず、どの程度の認知症なのかを考えなくてはなりません。生活状況などを聞く際に、家族と看護師とがやり取りしなければならなかったことから、認知症はかなり進行していて、エンドオブライフに近い状態だと考えられます。
　そして、処方されていた10種類以上の薬を、そのような状態の患者さんが実際に服用できていたでしょうか。飲み忘れもあるでしょうし、数が多ければ飲ませることも大変です。飲んでいなかったということも考えられます。つまり「処方されている薬＝服用している薬」とは限らないのです。
　なぜ、ここで服薬状況が気になるのかといえば、これら服用できていなかった薬を処方通りに飲むことで起こる問題があるからです。例えば「抗血栓薬の効果が強く表れ、脳出血を起こす」「降圧薬で血圧が一挙に下がり、意識が低下する」「糖尿病治療薬で低血糖に陥る」といった弊害です。そこでまずは、実際の服薬状況を聞き出し、「処方通りに飲んでいなかった薬を、飲むことで生じる問題はどのようなことか」をイメージすることが大切になります。
　事例の看護師は、入院後の処方を担当医ではなく、最初に処方したと思われる神経内科医に相談しています。担当医は処方の経緯がわからないので、「とりあえず、同じで」となりがちで、それが危険な場合もあります。この看護師は、そのことを察知していたのかもしれません。

### 見直されず積み重なった処方

　では、なぜ、これほどたくさんの薬が処方されていたのでしょうか。経緯を推測してみましょう。
　患者さんは10数年前に脳梗塞などを起こしました。その頃は、脳梗塞後の麻痺は

あっても認知症はなく、しっかりしていたことでしょう。このような時期は、再発予防が非常に重要になります。そこで、「抗血栓薬」が処方され、この薬の有害事象を予防する「胃薬」も当然出されました。生活習慣病は脳梗塞の危険因子でもあるので、同時に「降圧薬」や「脂質低下薬」なども、その予防を目的に処方されたと考えます。

　その後、加齢に伴い老年症候群(p.012)の症状がいくつか現れ、それらに対する薬が加わっていきます。たとえば地域のクリニックで、眠れないとの訴えに「睡眠薬」が処方され、膝の痛みに「鎮痛薬」が出され……と、薬が積み重なっていきます。

　そうこうするうちに認知症になり（脳梗塞や服用していた睡眠薬、加齢などさまざまな発症要因が考えられますが）、「認知症治療薬」が追加されたものの、しだいに進行し、寝たきりになってしまったと思われます。

　このように、それぞれ当時の医学的必要性から処方され、積み重なってきた薬がそ

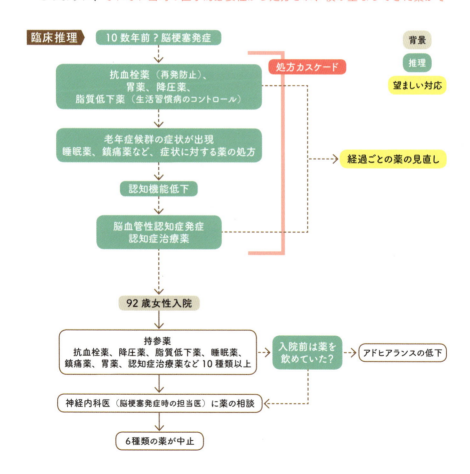

のまま残ることがよく起こるのです。事例でも、経過の要所で処方の見直しが行われず、増えるばかりで現在まできてしまったのでしょう。

　だからこそ、看護師に相談された神経内科医は「まだ飲んでいたの?」との驚きとともに「もういらないよね」という言葉になったのでしょう。患者さんの今の状態では、これらの薬にどこまで効果を期待できるのか不明です。コレステロールを下げる薬はさすがに今の栄養状態では不要ですし、血圧の管理目標も効き方も状況によって変わり、むしろ下がり過ぎないよう薬は減らさなくては……と、薬の見直しが行われた結果、「6種類の薬が中止」になったと考えます。

## これだけは知っておきたい！

▷ **多病多症候が生み出す多剤服用**
- ◆社会的問題となっている多剤服用
- ◆ポリファーマシーとは
- ◆すぐに薬という態度が「処方カスケード」をつくる

▷ **高齢者特有の身体機能低下と薬**
- ◆薬物動態・薬力学的加齢変化
- ◆フレイル
- ◆サルコペニア
- ◆ロコモティブシンドローム

▷ **薬物有害事象が顕在化しやすい**
- ◆老年症候群
- ◆薬剤起因性老年症候群
- ◆引き金となった薬は使わない

▷ **ポリファーマシーをいかに解決するか**
- ◆ポリファーマシーの問題点
- ◆重複処方ベスト3──胃薬、降圧薬、鎮痛薬
- ◆睡眠薬と抗不安薬の重複
- ◆薬効や作用が拮抗する薬の処方がある
- ◆薬の飲み残しとQOLの低下が起こる
- ◆必要度の高い薬剤が中止される処方変更もある

## ▷ 多病多症候が生み出す多剤服用

### ◆社会的問題となっている多剤服用

　大量の残薬問題などを扱った報道や、複数の医療機関から処方された薬剤の多さに驚くニュースなどに代表されるように、医薬品の多剤服用が社会的問題になっています。高齢者は、なぜ、それほどにたくさんの薬剤を服用しているのでしょうか。
　そこには、高齢者が多病であり、さまざまな症候を複数抱えていることが関係します。症候の多くは不眠や便秘、また膝や腰の痛み、食欲不振などで、老年症候群(p.012)と称するものです。これは身体の老化が背景にあるので、容易に治るものではありませ

ん。それを薬で手当てしようとするので、薬剤が増えていくのです。

　一方で、医療者側にも要因はあります。疾患や症状があれば、必ず薬剤が必要でしょうか。その薬剤で症状が改善されているでしょうか。

　例えば眠れないと訴える高齢者が睡眠薬を飲むことでよく眠れ、夜のトイレの回数も減れば、一定の評価はできます。つまり、完全によくなることは期待できなくても、薬を飲む・飲まないで、症状にはっきりとした変化が表れていることが大事なのです。

　しかし、明確な症状の改善がなければ、その薬剤を使用する意味はありません。処方薬の評価をせず、薬の見直しをしないまま、新たな症候に新たな薬剤を処方していくことで、さらに薬剤が増えていくことになります。

　前述した多剤服用と、薬物動態／薬力学の加齢変化(p.010)が、高齢者の薬物有害事象を増加させる二大要因となっています。

### ◆ ポリファーマシーとは

　多剤服用の中でも健康やQOL、しいては社会的に害をなす可能性があるものをとくに「ポリファーマシー」と称し[2]、区別して用いるようになりました。

　ポリファーマシーの臨床的な問題についてみていきましょう。

　服用している薬剤が多く、その相互作用などにより薬物有害事象、薬の副作用[※2]が起こりやすくなるという問題があります。もう1つは大量の残薬問題です。たくさんの薬剤は服薬アドヒアランスを低下させ、本当に必要な薬剤が飲み残されてしまうことです。

　このようにポリファーマシーは、服用する薬剤数が単に多いだけでなく、それにより薬物有害事象のリスクが増加する、患者さんの服薬アドヒアランスが低下する、また服薬過誤などの問題につながりやすい状態のことをいいます[2]。
ここで1つ注意したいことは、一律に「何種類以上がポリファーマシー」ということではないということです。薬剤数が増えるほど薬物有害事象は増加しますが、3種類でも有害事象が起こることもあれば、6種類服用していても問題のないこともあるからです。『高齢者の安全な薬物療法ガイドライン2015』では、薬剤数が6種類以上で薬物有害事象が増える、5種類以上で転倒のリスクが増えるといった研究報告から、5～6種類以上の処方をポリファーマシーの目安としています[3] (海外では一般的に5種類以上をポリファーマシーと定義する研究が多くあります)。

　また、ここでいう薬剤数とは薬の種類数であり、錠数ではありません。1日6錠飲む薬[A]と1錠飲む薬[B]があった場合、服薬の不便さは[A]と[B]では異なりますが、どちらも「1種類」とカウントされます。なお、作用機序の違う2種類を合剤にした降圧薬や糖尿病治療薬などの場合、相互作用の観点からは「2種類」とカウントし、アド

ヒアランスの観点からは1錠「1種類」にカウントするというように、ポリファーマシーでは、何が問題なのかを分けて考えていきます(p.020コラム)。

臨床的には、「○錠を目安に薬の検討をする」などといった指針をつくることはあるかもしれませんが、少ないからといって見直しの検討が必要ないというわけではないことは念頭におくべきです。

※2　本書では薬剤との因果関係が明確な有害事象である副作用も含めて「薬物有害事象」と表現していきます（p.020 コラム）。

## ◆ すぐに薬という態度が「処方カスケード」をつくる

高齢者の多病多症候が複数の医療機関、診療科の受診となり多剤服用をつくっているのですが、その一方で医師の処方態度、医療機関の連携の問題も影響しています。

高血圧症を例に挙げてみましょう。高血圧症は血圧を何回か測ればわかりますが、二次性のものもあるので、除外すべき疾患があります。それらの鑑別診断をしっかり行い診断をつけます。そして生活習慣病となれば、まず非薬物療法を開始します。

ところが、こういうステップを無視してすぐに薬を出す、あるいは生活習慣の指導と同時に薬を出すといった医師もいます。また、診療現場によっては画像診断を含めた診断のツールを持たないこともあり、疑いがあれば「とりあえず薬を出してみましょう」ということもあります。このように処方態度は医師によって異なるというのが現状です。

さらに患者さんが何か症状を訴えれば、すぐ対症療法薬を出す例もあります。そのほうが患者さんも家族も納得されることが多いからです。

そして、今まで飲んでいた薬でとくに問題がなければ、医師はその処方を変えようとはしません。「大丈夫だ」と、患者さんも医師も互いに安心感があるからです。そこに何か新しい症状が出ると、もしかしたら副作用かもしれないのに「新しい病気が増えた」と考えて薬の追加や継ぎ足しが起きます。こうして薬は雪だるま式にどんどん増えていきます。このように、薬の副作用を薬で手当てしようとして陥る悪循環を「処方カスケード」といいます。

## ▶ 高齢者特有の身体機能低下と薬

高齢者には、さまざまな身体機能の低下がみられます。本書のベースとなる、薬に関連する老年医学的知識をざっとここで押さえ、専門用語や概念の整理をしておきたいと思います。

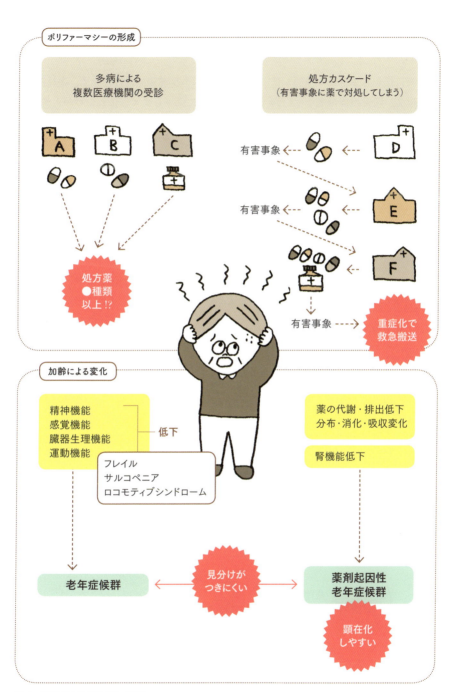

図1　高齢者を取り巻く薬の問題

◆ 薬物動態・薬力学的加齢変化

　加齢に伴いさまざまな機能が低下します。臓器の生理機能だけでなく、運動機能、感覚機能、精神機能（記憶なども含めて）なども非常に低下します。これには個人差が大きく、高齢者の機能状態は多様です。また、精神機能は落ちていても身体機能は保たれている高齢者がいるように、臓器や機能によっても老化の程度や進み方には違いがあります。しかし、いずれも総じて徐々に機能低下は進んでいきます。
　さらに喫煙が肺の機能に影響を与えるように、生活習慣や疾患もまた機能低下を加速させます。
　これら身体の老化により、薬の効き方も変化します。肝臓や腎臓の機能低下により、薬の代謝や排泄は落ちます。また、体組成が変化することによって薬の体内での分布、吸収に変化が生じます（薬物動態の加齢変化）。
　さらに、運動機能や精神機能が少し落ちかけている（生理的な老化）ときに、それらに影響を与えるような薬が使われると、症状が一挙に顕在化することがあります。

◆ フレイル

　加齢変化による臓器機能の低下から、高齢者に特有の状態がみられ、それを表す概念がいくつかあります。その1つがフレイルです。高齢者に普遍的に出やすい症候をまとめた概念で、外的なストレスに対する抵抗性が弱まった状態、まさに要介護の一歩手前ともいえます。
　フレイルは身体的要因だけでなく、認知機能が落ちかけている、軽いうつがあるといった精神的なもの、また社会的要因で独居になり1人で生活してきちんと薬が飲め

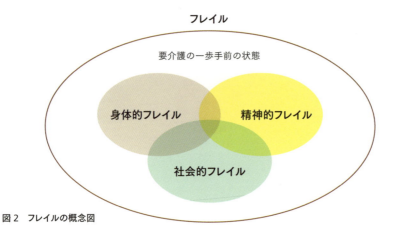

図2　フレイルの概念図

るのだろうか、というような不安を抱えた状態も含まれます(図2)。

◆ サルコペニア

もう1つがサルコペニア（加齢性筋肉減少症）です。これは全身性に筋肉量と筋力が減少し、そのために歩行速度が遅くなる、移動に杖などが必要になるなどの身体機能の低下も伴いやすい状態で、適切に介入しなければ進行します。加齢や疾患、栄養状態の低下などが原因となります。

サルコペニアとフレイルは概念的には違いがありますが、実際の現象としては「サルコペニアを原因とする身体的フレイルの状況にある人」が多いので、集団としてみた場合には、これはかなり重なる部分が出てきます。

◆ ロコモティブシンドローム

さらにもう1つ、ロコモティブシンドロームという概念があります。運動器症候群とも呼ばれ、運動器に問題があるもの、移動機能に低下をきたし高齢者に困った症状が出ているものです。この場合は原因疾患が明らかで、骨粗鬆症、変形性脊椎症や変形性膝関節症などの変形性関節症、脊柱管狭窄症です。さらに筋肉量と筋力が低下したサルコペニアもここに入ります。

*

ここで三者の関係を考えると、身体的フレイルにロコモティブシンドロームが入り、そこにサルコペニアが含まれます。しかしフレイルは要介護の手前の状態ですから、ある程度進行して要介護になったサルコペニアやロコモティブシンドロームは、もうフレイルという段階ではないことになります(図3、4)。

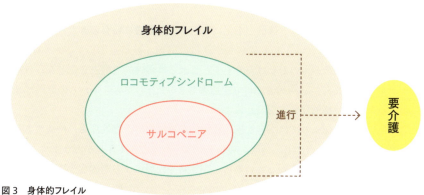

図3　身体的フレイル

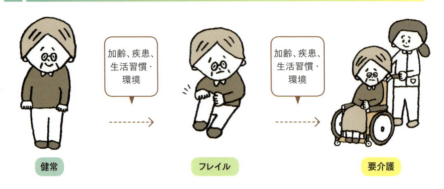

図4　健常な状態から要介護へ

## 薬物有害事象が顕在化しやすい

　サルコペニアの高齢者に筋力をさらに弱めるような薬、例えば向精神薬を使用すると、歩行能力にも影響が出て、転倒を招きかねません。サルコペニアを増悪させる薬が高齢者によく使われていることが問題となっています。

　また、薬物有害事象による認知機能の低下なのに、認知症だと診断され認知症治療薬が使われてしまうことも起きています。認知症治療薬を投与する前に、認知機能を低下させていると思われる薬を一度止めることが必要です。止めてみて認知機能が戻れば薬によるもので認知症ではない、戻らなければ薬が原因ではないことがわかります。処方カスケードを防ぐためにも必要なことです。

### ◆老年症候群

　老年症候群とは、各臓器・機能の老化に起因する高齢者に特有のさまざまな症候で、日常生活動作(ADL)の低下、認知機能低下、排尿障害、難聴、便秘、不眠、抑うつ、関節痛など、50以上のものが挙げられます。これらは慢性的な経過をたどり、日常生活にも支障をきたして、高齢者の自立を阻害します[1]。しかも、これらの原因は多岐にわたるため、包括的な対処を要します。

　老年症候群の分類としては①急性疾患に付随する症候、②慢性疾患に付随する症候、③日常生活動作(ADL)の低下と密接な関連をもつ症候の大きく3つがあります。

　大事なことは、高齢者が困っていることが加齢や疾患による老年症候群なのか、それ以外の原因なのか(特に修正可能なものではないか)の見極めです。

### ◆ 薬剤起因性老年症候群

　高齢者では、服用している薬剤による有害事象が起きているにもかかわらず、気づきにくいことがあります。それら有害事象が、ふらつきや転倒、うつ、認知機能の低下、せん妄、食欲低下、便秘、排尿障害などといった老年症候群そのものでもあるため、「高齢者だからよくあるよね」と見過ごされてしまうのです。

　高齢者の多くはすでに複数の老年症候群をもち、薬物動態が変化し薬剤の感受性が増大しています。そこへ薬が加わることで、機能が低下した状態をその先へと一歩押し進めてしまうため、薬物の影響は大きな問題に発展するのです。

　逆の見方をすると、「老化現象としてある症状（老年症候群）が、薬剤によっても起きる」ということです。これを薬剤起因性老年症候群といいます。

　一見、元気な高齢者でも身体内では老化が進み、日常生活するうえで「つらい」「だるい」「痛い」などの症状をもっています。機能低下を感じることもなく過ごせていても、潜在能力は落ちているのです。ですから、"昔のようには速く歩けないが、普段歩くには問題なかった高齢者"が「睡眠薬」を服用すると、睡眠薬の筋弛緩作用のためにふらつく、歩行速度が低下するなど、フレイルとして表現される老年症候群が出現するのです。

　認知症の前段階として軽度認知障害というのがあり、これも老年症候群といえます。軽度認知障害は、記憶障害があるけれど日常生活がなんとか保たれている点が認知症との診断上の違いです。病的ではなく生理的な老化の範囲内（しかし、認知的フレイル）にある状態です。ところがそこに睡眠薬や抗コリン薬（p.055、p.072）が使われることで、認知症になることがあります。薬が認知症へと最後のひと突きをしてしまうわけです。

### ◆ 引き金となった薬は使わない

　薬剤起因性の老年症候群が出現した高齢者は、すでにその前段階にきていたといえます。よって原因となった薬を中止すれば元の状態に戻りますが、その後、再び症状が出てくる方が多いというのが現実です。若いときと同じになるわけではなく、潜在的な状態に戻るだけなので、今後は引き金となった薬や同系統の薬を極力使わないこと、今後の機能低下を抑えるために日常生活でできること、非薬物療法[※3]を予防的にしていくことが重要になります。

　　　※3　筋力の問題なら運動する、認知機能なら日常生活でしっかりコミュニケーションをとる、頭を使う方法を取り入れるなど。

# ポリファーマシーをいかに解決するか

## ◆ ポリファーマシーの問題点

　合剤の使用や薬剤の一包化、また薬剤名を直接薬に印字する技術の導入などによって、一般的にポリファーマシーで認められる問題の1つである「アドヒアランスの低下」は解消に向かいます。しかし、すべてが解決するわけではありません。

　もちろん成人や小児の場合でも何種類もの薬が処方されれば、飲む側も飲ませる側も大変なことに変わりはなく、ポリファーマシー状態といえます。このとき、「薬はなるべくシンプルにしましょう」という考え方は同じです。しかし「とにかく薬を少なく」という考えを若い人に当てはめると、防ぐべき病気を防げないことが起きる可能性もあります。

　高齢者の場合、複数の医療機関や診療科からの処方がポリファーマシーにつながりやすく、そこから不適切処方を紐解くと、類似薬の重複、逆の薬効をもった薬の組み合わせ、服薬方法の複雑化という問題が見えてきます。

## ◆ 重複処方ベスト3——胃薬、降圧薬、鎮痛薬

　例えば、高血圧の薬としてカルシウム拮抗薬がある病院から処方され、別のクリニックで不整脈の薬としてカルシウム拮抗薬が処方されるということがあります。患者さんは「血圧の薬」と「不整脈の薬」と認識していますから、医療者が処方を突き合わせない限り気づきません。このようにほぼ同じ薬効、薬理作用のものが複数存在するという重複処方が問題となります。

　よくみられる重複しやすい薬ベスト3が胃薬、降圧薬、鎮痛薬です。鎮痛薬は重複により作用が強くなるため、高齢者では副作用が出やすくなります。1〜2回なら問題ありませんが、1週間も飲み続けると胃潰瘍、長期では腎機能障害が認められます。降圧薬では血圧が下がりすぎてしまい、カルシウム拮抗薬では副作用として浮腫がみられます。

## ◆ 睡眠薬と抗不安薬の重複

　また、睡眠薬では、睡眠薬として出ているものと、抗不安薬として出ているものが重なる場合があります。夕方服用した抗不安薬と、寝る前に飲んだ睡眠薬の効果が出る時間が重なり、ふらつく・転倒するということが起こります。これで骨を折ってしまったら大問題です。

処方している側の医療機関が薬の重複を把握していない、患者自身が重複を理解していないということは不適切な状況であり、トラブルにつながっていきます。

### ◆薬効や作用が拮抗する薬の処方がある

同じ薬効をもつ薬の重複に対し、逆の薬効をもった処方が入り込んでいる場合があります。例えば不整脈の心拍数のコントロールなどに使われるβ遮断薬と、慢性閉塞性肺疾患（COPD）の治療薬であるβ刺激薬（貼付薬、吸入薬）の組み合わせです。全身に回る貼付薬をβ遮断薬と一緒に使うことは、ブレーキとアクセルを同時に踏んでいるようなものです。これでは薬効が減弱してしまいます。

### ◆薬の飲み残しとQOLの低下が起こる

薬はそれぞれ服用方法が異なるため、数が増えるほど飲み方が複雑になります。たとえば、①起床後すぐに服用する薬と②朝食直前に飲む薬があり、さらに③毎食後や④食間に飲むものがある（タイミング）。そこに①吸入薬や②貼布薬が加わる（方法）――これでは1日中薬のために生活をしているようなものです。

薬の量的な問題だけでなく服用回数が多い、服用のタイミングがそれぞれ異なるという処方も、必要な薬が飲み残されるなどといったアドヒアランスの低下だけでなく、患者さんのQOLを損なう原因ともなります。

冒頭で紹介した事例は、入院したことでこの問題が明らかになったケースでした。

### ◆必要度の高い薬剤が中止される処方変更もある

患者さんの今の病状から考えて本当に必要な薬が抜け、優先順位の低いものが残っているような処方が時にみられます。たとえば施設への入所に伴い、包括払いのため薬価の高い薬が中止となり、安いけれどそれほど必要でない薬が残ってしまうような処方変更が行われる場合などです。

> **これだけはしておきたい！**
> - 🚩 事実を引き出す聞き方をする
> - 🚩 チームで薬の判断をしていく
>   - ◆優先順位をつける
>   - ◆止める指示ももらう
>   - ◆やり取りしながら整理する
> - 🚩 「止めて大丈夫？」という不安に寄り添う
> - 🚩 高齢者の生活リズムに合わせた処方を提案する
> - 🚩 薬のせいでは？という発想を持つ

　ポリファーマシーは、薬にまつわる問題ですが、医師や薬剤師だけが取り組むものではなく、ケアをする人全員の力があってこそ、解決できるものです。

## 🚩 事実を引き出す聞き方をする

　入院時、患者さんや家族から服薬状況を確認するとき、どのように話を切りだしていますか。
　例えば「薬は全部飲んでいますか?」と聞かれれば「ええ、もちろん」と患者さんは答えたくなります。家族でも「この薬、全部飲ませていましたか」と聞かれれば、たいてい「もちろん飲ませていましたよ」と答えてしまいます。家族はそう言わなければ(決してそんなことはないけれども)介護が不十分だと認めてしまうことにもなるからです。
　ですから服薬状況を確認する際は、事実を引き出すような話の振り方が大切です。「みなさん、なかなか飲めてないですよね。どの程度飲まれていたのでしょうか」「5種類くらいですか」「半分くらいですか」というように質問のハードルを下げます。つまり処方通りに服用できていないことを前提に、実際の服薬状況を聞き出すのです。「ちゃんと飲ませていましたか」「飲んでいらっしゃったのでしょうね」というような、管理されていることありきの表現ではうまく聞き出せません。
　いきなり薬の話でなく、事例のように食事の話から始めるなど、患者さんの日常生活から聞いていくのもよい方法だと思います。

## 🚩 チームで薬の判断をしていく

### ◆優先順位をつける

　事例では、服薬状況を医師に報告し、処方について相談した結果、6種類の薬を整理できました。

　ここで大事なことは、医師が現在の病状から優先順位を考えて、最低限に薬を絞り込んでいるということです。その結果、薬がゼロになることもあるでしょうが、決して最初からすべての薬をやめたほうがいいわけではありません。「降圧薬はまだ服用してほしい」というように、今も必要な薬があります。多剤服用になっているから単に減らせばいいというわけではないということです。

　本書で紹介していく「これだけは」という知識をもって、入院時の持参薬を確認していくことが大事です。

### ◆止める指示ももらう

　実は多くの医師にとって薬を止めることは怖く、なかなかその一歩を踏み出せないものです。しかし、薬を中止して元気になった患者さんを見てその効果に驚き、「薬を出すことよりも、止めることのほうが効果は強い」という多く経験をすることで考えが変わり、積極的に薬の整理に取り組むようになります。

　だからこそチーム医療の考えで、医師、看護師、薬剤師が患者さんの生活状況や服薬に関しての情報などを出し合い、薬の判断をしていくことがあっていいと思います。

　また、発熱や疼痛など「異常時の指示」に基づいて看護師が薬の投与を判断することがあると思いますが「この場合には投与」だけでなく、「こうなったら、この薬を止めましょう」と、薬を止める指示をもらうことも必要でしょう。このとき、医師の指示をただ聞くのではなく、看護師自身から患者の生活状況などを踏まえた提案をしてもらえると、処方する側にもとても役立ちます。

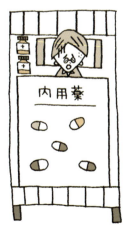

### ◆やり取りしながら整理する

　こうした視点をもって確認する中で、「何かおかしい」「あやしいな」と感じるものがあれば、医師にすぐ相談

1 ポリファーマシー

してください。問診で得た患者さんの生活状況や実際の服薬状況から、患者さんが処方通りに服薬していないことを伝え、そのリスクを危惧していることを医師へ伝えるのです。

　多病多症候の高齢者には当然、主治医がたくさんいるわけです。その場合には、大勢の中の誰かがリーダーとなって、チームで高齢者の情報を収集し、患者さんや家族もアセスメントし、やり取りしながら、大量になってしまった処方薬を整理しなければなりません。高齢者の薬は、チームで判断していく時代になったといえるでしょう。

## ▷ 「止めて大丈夫?」という不安に寄り添う

　処方を整理した結果、薬が減り、そのことに不安を訴える患者さんや家族もいらっしゃいます。薬には害があるということを必ず説明し、「止めて大丈夫?」という不安には、「一生飲まないのではなく、いったん薬を飲むのを止めてみましょう」といったアプローチが大切になります。薬が変更になった場合なら「まず飲んでみましょう」「様子を見てみましょう」といった具合です。

　そうはいっても、薬を減らすというのはなかなか難しいものです。一度、私も外来で初診の患者さんに怒られたことがありました。

　開口一番、自分は花粉症だから薬をくれと言われました。どんな症状か尋ねると「症状なんか関係ない。花粉症なんだから、花粉症に合う薬を出せばいい」と。「そう言われても病状によって合う薬があるので、症状を教えてください」とお願いすると、「いい医者は黙っていい薬を出せばいいんだ」と返されてしまいました。そのように訴える方がまだまだ多いのも実情です。

　必ずしも患者さんに合わせる必要はありませんが、患者さんの気持ちを理解することも必要です。薬を止めることを提案しても患者さんの納得が得られなければ、その気持ちを一度くみ取ることです。そのうえで「でも、私としてはこう思っているので、また、考えてきてください。次回まで考えましょう、今日は出しておきます」ということでよいと思っています。

　患者さんの気持ちも受け止めつつ、薬を減らしていくために、医師である私はこのように会話をしながら進めています。

　「この症状はどういったことが原因で起きているのか」「なぜ薬が必要でないのか」「今は何に注意すべきか」などを、まずは患者さんにわかる言葉で、丁寧に説明することが大切です。また、様子を見て、必要と思えば薬を出すこと、「それでも効くかどうかはわからないし、悪いことも多いのですよ」と、薬による害も説明します。

　不要な薬を止められるかどうかは患者・家族側の「不安」が原因でもありますが、

なぜ不要かという説明を医師もうまくできないケースがあることを知っておいてほしいのです。

## 🚩 高齢者の生活リズムに合わせた処方を提案する

薬を減らす、処方内容を変えるのは難しい場合でも、患者さんの生活状況などに合わせて薬を飲むタイミングを変えたり、回数を減らしたりすることはできます。

1日の服薬回数が多くてつらいし面倒だ、食前薬が多くてご飯をちゃんと食べられない、服薬のタイミングが違うから(食前・食後、寝る直前など)飲み忘れが多いなど、複雑な処方で困っている患者さんがいれば、それをぜひ医師に伝えてほしいのです。そして患者さんの状態をそばで見守っている立場から、「飲む回数を減らせませんか」「朝と夜の薬を全部夜にするのはだめですか」などの提案や確認もできるでしょう。

たとえば、朝晩にたくさんの薬と胃薬があり、昼は胃薬だけを飲んでいる患者さんがいます。この場合の胃薬は、胃が悪いからではなく予防薬として入っていることが多い。ならば「昼の胃薬はいらないですよね」というアプローチができます。

生活から患者さんを看ている看護師だからこそできる提案——患者さんの生活リズムや状況に合った服薬方法(服薬回数を減らす、服薬のタイミングを変更・統一するなど)が期待されています。

## 🚩 薬のせいでは?という発想を持つ

これまでは確かに"大丈夫な薬"だったけれども、加齢とともに臓器の機能は落ちてきています。いつまでも問題がないとは限りません。さらに、そこへ別の薬を足したら、どんな問題が起きるかわかりません。

今、目の前にいる高齢患者さんに新しい症状が出たら、まずは、「今飲んでいる薬の影響ではないか?」「これは有害事象ではないか?」という発想をもってほしい、もてるようになってほしいのです。

次章からは、そういった気づきにつながるために知っておきたい「これだけは」ということを、救急搬送や緊急事態に陥ってしまった事例を通して、解説していきたいと思います。

**参考文献**
1) 鳥羽研二，ほか：老年看護　病態・疾患論第5版，系統看護学講座，専門分野Ⅱ，医学書院，2018
2) 高齢者医薬品適正使用検討会，高齢者医薬品適正使用ガイドライン作成ワーキンググループ，ほか：高齢者の医薬品適正使用の指針（総論編），厚生労働省，2018
3) 日本老年医学会，日本医療研究開発機構研究費・高齢者の薬物治療の安全性に関する研究研究班編：高齢者の安全な薬物療法ガイドライン2015，日本老年医学会，2015

## COLUMN

### ■ 薬物有害事象と薬の副作用の違い（Dr. 秋下）

　厚生労働省では薬事用語の定義として、「薬物有害事象」と「副作用」を区別しています。薬を使っている人に起きるあらゆる有害なイベントを「有害事象」と言います。何か好ましくないことが起きたとき、その薬との因果関係は不明であるものも含みます。一方、明らかにその薬が原因と思われるものを「副作用」と呼んでいます。

　一般的に「副作用」としているものには、その表現には似つかわしくない「主作用」によるものが多くあります。とくに高齢者では、"薬の主作用が副作用（的）になる"という特徴があります。

　薬剤性の肝障害、薬剤性の腎障害であれば「副作用」ですが、血圧の薬で血圧が下がりすぎて転倒した、睡眠薬が効きすぎて転落したといった事象は、実は主作用そのもので起きています。このような事象を「副作用」と言うことに、私は学術的用語として違和感があります。

　転倒や臓器障害は、高齢者の場合因果関係が明確ではない場合も多いため、広い意味の「薬物有害事象」を使うほうが実際的でもあります。そこで本書では「薬物有害事象」という表現を用いています。高齢者には薬の主作用による有害事象が多いということがわかっていれば、処方を見直すときにどの薬に「要注意」なのかがわかります。

### ■ 合剤の意義（Dr. 秋下）

　入院前に6種類以上の内服薬を飲んでいる患者の薬を、入院中に2種類以上減薬すると薬剤総合評価調整加算をとれるようになりました。この場合は薬の種類なので、合剤に変更することで保険診療上、2種類が1種類になります。

　その一方で、看護師が患者の薬を確認するとき、より注意が必要になります。薬が1種類だから成分も1つとは限らないからです。このような合剤が出てくる背景には、薬の錠数が多くて飲めないというポリファーマシーに伴うアドヒアランス低下の問題があります。

■ 薬剤師って外来にいますか？
　——麻酔科外来（術前外来）、持参薬管理センターの重要性（Ph. 早瀬）

　薬剤師の早瀬友和です。薬剤師の視点からコラムを書いていきます。
　近年、高齢化に伴い問題となっているのが、入院患者の持参薬の確認作業の煩雑化です。
　手術や処置目的で予定入院する場合には、事前に内服薬の中止が必要な場合もあり、外来受診時に患者さんに説明が行われます。しかし、高齢の患者さんは対象となる疾患以外の複数の疾患をもっている方も多く、多種類の薬剤を内服している患者さんが増えています。また、内服薬にはジェネリック医薬品や新規医薬品が含まれることも多く、外来の医師や看護師にとって、限られた時間の中で多種多様な薬剤をすべて確認することは困難なのが実情です。そのため手術に備え中止すべきだった薬を中止し忘れていたことが入院後にわかり、残念ながら手術が延期になってしまったというケースも起きています。
　ここ数年で薬剤師の病棟への常駐化が進み、入院後の持参薬の確認はスムーズになっていますが、あくまでも入院後の対応ですので、前述のような事態を防ぐことはできません。
　そこで最近注目されているのが、麻酔科外来（術前外来）への薬剤師の配置や持参薬管理センターの設置です。薬剤師が入院前に薬の管理に携わることで、確実な薬剤情報の収集が可能となります。そうすることで外来（救急外来も含め）の医師・看護師の負担が軽減し、本来の仕事に専念してもらうことができます。また、入院後の患者さんに対し、事前に把握した薬剤情報を活用した適切な手術や処置を行うことができます。
　"薬があるところに、薬剤師がかかわる"ことは当たり前であると同時に、とても重要なことです。今、医療現場では、入院中の薬剤管理や服薬指導だけではなく、入院の前段階である外来でも薬剤師のかかわりが求められています。
　とはいえ、すぐに体制等を変えることは難しい場合もあるでしょう。でもそのまま手をこまねいていても何も変わりません。まず持参薬の確認方法や手術前に中止する薬剤リストの作成などに向けて、薬に関する疑問や確認したい点などを薬剤部に相談してみることから始めてみてはいかがでしょうか。

# 2 鎮痛薬の長期服用
思わぬ有害事象で救急搬送!?

▶ 事例

70歳代後半の男性、独居の方です。ある日、「血を吐いちゃって……でも元気だよ」と訪問看護ステーションへ電話がありました。

訪問すると、「昨日から何回か血を吐いているんだけどね、どうしたらいいかな」とのこと。
バイタルサインを測ると、血圧は正常、脈は90回/分、眼瞼結膜は正常です。
「胃潰瘍になったことはありますか」
「ないよ」
「最近、病院に行きましたか」
「ああ、痛風でね」
「痛風はいつからですか」
「1週間前かな。もう痛くないよ」
「薬は何をもらっていますか」
「これ」
見せてもらうと、ボルタレン®錠[※1]です。
「ずっと飲んでいますか」
「ちゃんと薬は飲んでいるよ」
ゴミ箱に血のついたティッシュが少しあったのを見つけたので、「車で救急病院に行きましょう」と言いかけたのですが、奥の台所を見ると、血染めのティッシュが詰められたゴミ袋が、山のように置かれています。
「ごめんなさい、救急車呼びます!」
慌ててERを受診した結果、出血性胃潰瘍を発症されていました。

※1 ボルタレン®に限らず、ほかの非ステロイド性抗炎症薬（NSAIDs）でも起こりえます。

［事例提供：Ns.長瀬］　病院から処方された薬はきちんと飲まれる患者さんでした。そして思わぬ薬物有害事象（胃潰瘍）を発症してしまったケースです。

　高齢者は疼痛を伴う慢性疾患をもつことが多く、当然のように鎮痛薬が処方され大半の方が服用されています。複数の科を受診し、それぞれの科から鎮痛薬をもらい、痛むときに自己判断で服用していたという話を聞き、とても怖いと思いました。

　高齢者が安易に服用していると思いもよらないことが起きる薬、それが鎮痛薬です。

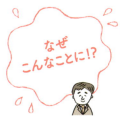

　一定の確率で生じる、いわゆる「副作用」は、薬をきちんと飲んでいるからこそ起きるともいえます。それが事例の患者さんにも起きてしまったのですが、実はそれだけではありません。

　この患者さんには痛風による腫れと関節痛があったため、ジクロフェナクナトリウム（ボルタレン®）が処方されたのでしょう。痛みや起きている炎症を抑えるにはNSAIDs（非ステロイド性抗炎症薬）は非常に有効な薬です。

　ここで問題なのは、高齢の患者さんに若い人と同じ常用量で処方された可能性があることです。つまりこの患者さんには薬の量が多かった、さらに消化性潰瘍治療薬が処方されていなかった可能性があります。

　高齢者への鎮痛薬の処方では1日3回のところを2回にする、あるいは1回量を減らす、もしくは消化性潰瘍治療薬を一緒に処方するといった配慮が必要です。しかし、配慮していても起きるのが副作用です。医療者は、そのリスクを減らす努力をしているかを常に考えなければなりません。

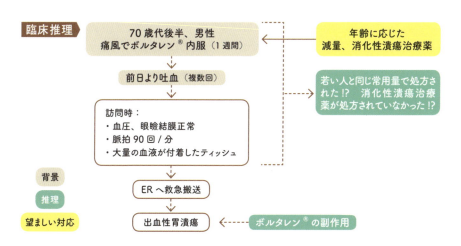

2　鎮痛薬の長期服用

> **これだけは知っておきたい！**
>
> ▶ **鎮痛薬が処方される主な痛み**
>   ◆筋・骨格系の疾患による痛み
>   ◆神経の損傷・圧迫による痛み
> ▶ **よく使われる鎮痛薬とその有害事象**
>   ◆非ステロイド性抗炎症薬（NSAIDs）
>   ◆COX-2選択的阻害薬
>   ◆アセトアミノフェン
>   ◆神経因性疼痛の治療薬、非麻薬性鎮痛薬（オピオイド）

## ▶ 鎮痛薬が処方される主な痛み

まず、高齢者の訴える「痛み」について整理していきたいと思います。

### ◆筋・骨格系の疾患による痛み

高齢者が訴える痛みの多くは関節痛であり、筋・骨格系の疾患によるものです。主な原因疾患として変形性関節症、骨粗鬆症、脊柱管狭窄症があります。痛風や関節リウマチも関節痛が主症状となる疾患で、高齢者にも多くみられます。

また、高齢者は若い人に比べ日常的に筋肉をあまり使っていないので、ちょっとした運動で筋肉を傷めやすく筋肉痛を起こします。ところが、筋肉を使っていないのに痛みが出ることがあります。それは、筋肉が衰えていく（＝萎縮する）ときに生じる筋肉痛です。成長期の身長の急激な伸びと過度なスポーツによって、筋肉が引っ張られて痛みが生じることがあります。高齢者では逆に、筋肉が萎縮しようとするために痛みが生じます。

また何らかの原因で腰を痛めたあとに、痛みが長く残ることがあります。それは最初に腰を痛めたことによるものだけでなく、腰を使わないことによる筋肉の衰えから生じた痛みも加わって生じるものです。痛いからと動かさないでいると悪循環に陥ります。高齢者によくある腰痛ですが、痛みはあっても適度に動かしていかなければ、筋肉はますます萎縮して痛みが出て、さらに身体は衰えていくことになります。

### ◆神経の損傷・圧迫による痛み

帯状疱疹による神経痛（帯状疱疹後神経痛）や坐骨神経痛も、高齢者が経験することが

多いものです。これらは神経の損傷や圧迫によるもので、痛みを完全に解消するのは困難です。

## ▶ よく使われる鎮痛薬とその有害事象［図1］

一般的な鎮痛薬には、非ステロイド性抗炎症薬（NSAIDs）や非ピリン系解熱鎮痛薬（アセトアミノフェン）があります。これらに共通した副作用は腎機能を低下させることです。腎機能が低下してくると薬物の排泄能力は落ち、薬の効きが強くなります。鎮痛効果が強く発揮されるのはよいのですが、その分、薬物有害事象も出やすくなります。若い人ではもともと腎機能に問題がないことが多いので、腎臓への影響はさほど問題になりません。

一方、高齢者は加齢とともに高血圧や糖尿病などの疾患も有しており、すでに腎機能が低下している、あるいはほかの病気の合併症としての腎障害をもっていたりします。加齢＋疾患による腎機能障害があるところに鎮痛薬を服用することで、悪いものがさらに悪化し大きな問題に発展します（p.098腎排泄の薬）。

このようなことから、高齢者が長期にわたり鎮痛薬を服用することはかなり危険なのです。

### ◆非ステロイド性抗炎症薬（NSAIDs）

NSAIDsは非常に多くの患者さんが服用している薬です。一般的なのは、ロキソプロフェンナトリウム（ロキソニン®）や事例にも出てきたジクロフェナクナトリウム（ボルタレン®）です。

たとえば、①慢性的な関節の痛みに対する消炎・鎮痛薬として、②かぜによる咽頭痛や発熱時に解熱・鎮痛薬として処方されます。

NSAIDsで一般的に起きやすい有害事象に消化性潰瘍があります。この薬はプロスタグランジン（以下PG）の産生を低下させて痛みを和らげます。ところが胃の防御因子であるPGの合成まで抑えてしまうため、1週間ほどの服用で胃潰瘍や消化管出血を起こします。

PG合成抑制により起きる問題がもう1つあります。それは腎臓の血流を低下させることです。これは、とくに長期的なNSAIDsの服用で起こります。すでに腎機能が低下している患者さんでは、腎障害が進行します。もし事例の患者さんの腎機能がもともと悪かったら、1週間の服用によって消化管出血だけでなく、腎不全を起こし透析が必要になった可能性すらあります。

高齢者ではもともと軽度の腎機能低下を認めることが多く、NSAIDsの長期服用や

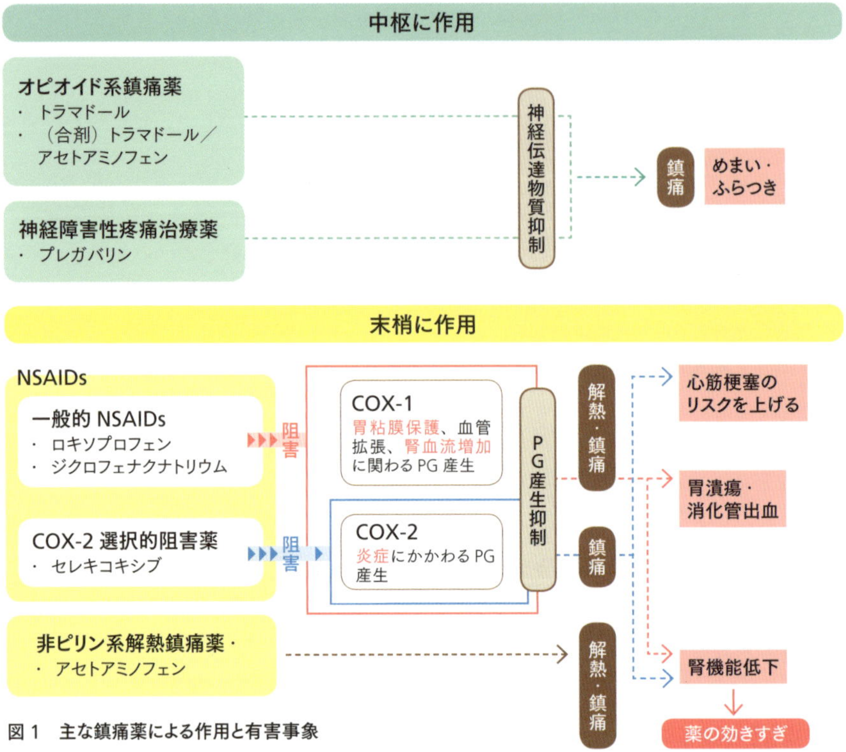

## 図1 主な鎮痛薬による作用と有害事象

**中枢に作用**

- オピオイド系鎮痛薬
  - トラマドール
  - （合剤）トラマドール／アセトアミノフェン
- 神経障害性疼痛治療薬
  - プレガバリン

→ 神経伝達物質抑制 → 鎮痛 → めまい・ふらつき

**末梢に作用**

- NSAIDs
  - 一般的NSAIDs
    - ロキソプロフェン
    - ジクロフェナクナトリウム
  - COX-2選択的阻害薬
    - セレキコキシブ
- 非ピリン系解熱鎮痛薬
  - アセトアミノフェン

- COX-1：胃粘膜保護、血管拡張、腎血流増加に関わるPG産生
- COX-2：炎症にかかわるPG産生

→ PG産生抑制 → 解熱・鎮痛／鎮痛 → 心筋梗塞のリスクを上げる／胃潰瘍・消化管出血／腎機能低下（薬の効きすぎ）

---

常用がさらに腎機能の低下を招くため、なるべく長期使用は避けましょうということがガイドラインで示されています[1]。

### ◆COX-2選択的阻害薬

NSAIDsの1つであるCOX-2選択的阻害薬[※2]［セレコキシブ（セレコックス®）、メロキシカム（モービック®）など］は、胃潰瘍をあまり起こさないとされています。腰痛など慢性的な関節痛や筋肉痛などがある場合には、事例で処方されていたタイプのNSAIDsではなく、COX-2選択的阻害薬が選択されることが多くなります。ただしこの薬には解熱作用がありません。

また、消化管出血のリスクは低いのですが、心筋梗塞の発生が増えるという報告があります。心疾患のある高齢者への使用は、可能なら事前に循環器の専門医に相談したほうがよいでしょう。

また、腎機能低下については一般的なNSAIDsと同様の注意が必要です。

※2 COX（シクロオキシゲナーゼ）は、プロスタグランジン（PG）の産生を促進する酵素。COX-1とCOX-2と2つのタイプがあり、異なるPGを産生する。

### ◆アセトアミノフェン

NSAIDs以外でよく使われるものに、非ピリン系解熱鎮痛薬のアセトアミノフェン（カロナール®）などがあります。アセトアミノフェンはNSAIDsと同じように腎機能の低下を起こす可能性がありますが、胃潰瘍のリスクは高くありません。昔からある薬ですが、胃潰瘍のリスクが少ない点で見直され、アセトアミノフェンは高齢者に非常に多く使われています。

### ◆神経因性疼痛の治療薬、非麻薬性鎮痛薬（オピオイド）

神経因性疼痛、いわゆる神経痛に効く薬として、オピオイド系のトラマドール（トラマール®）、神経障害性疼痛治療薬のプレガバリン（リリカ®）、トラマドールとアセトアミノフェンの合剤のトラムセット®などがよく使われています。プレガバリンは神経のカルシウム流入を抑えて神経伝達物質を抑制するもので、とくに帯状疱疹後の神経痛などによく効きます。

トラマドールとプレガバリンの2種類は、NSAIDsのような胃腸障害や腎機能の低下は起きません。しかし中枢神経を抑える作用があるので、めまい、ふらつきなどが問題になります。帯状疱疹後神経痛が強いときには、かなりの量を服用することになります。これで痛みはある程度抑えられますが、めまい、ふらつきなどの有害事象がどうしても現れるので、転倒や骨折などを防いでいかなければなりません。

---

**ワンポイントアドバイス**

#### 処方箋薬と同じ成分をもつOTC医薬品の登場

セルフメディケーションの考え方から、最近、処方箋薬と同じ成分をもつ解熱鎮痛薬が市販されています。含有量は抑えられていますが、薬局やドラッグストアで簡単に入手できるので、「関節が痛いから」と高齢者が服用していることがあります。

医師が鎮痛薬を処方しようとしている場合に、患者自らが薬局で購入した解熱鎮痛薬をすでに飲んでいないか、問診時によく確認しなければなりません。頭痛や非特異的な疼痛に対して長年OTC（Over The Counter）医薬品を使用している方は結構いるものです。感冒薬としての鎮痛薬使用にも注意が必要です。

> **これだけはしておきたい！**
>
> 🚩 **リスクを把握する**
>   ◆入院時持参薬の内容を確認する
>   ◆疑問を感じたら医師に問い合わせる
>   ◆病状に合っているか、効いているか
>   ◆服薬により痛みは治まったか
> 🚩 **頓服は事前に指示を得る**
>   ◆長期服用は避ける
>   ◆止めどき、受診どきを確認しておく
> 🚩 **局所の痛みには外用薬を使う**
> 🚩 **訴えられない患者さんの「いつもと違うこと」を察知する**
>   ◆酸素飽和度、バイタルチェックから

## 🚩 リスクを把握する

### ◆入院時持参薬の内容を確認する

　慢性疼痛だけで入院する患者さんはいません。急性疾患や病気のコントロール不良、外傷などの治療のために入院します。したがって、病院であれば鎮痛薬だけを服用している高齢患者さんはいないでしょう。多かれ少なかれ、併用薬があるはずです。

　入院時の問診では患者さんや家族から話を聞きながら、①成分が重複する薬や併用による相互作用を起こす薬がないか、②胃や腎機能に影響を及ぼすような薬を飲んでいないか、③また有害事象を思わせる症状や疾患がないか、確認します。OTC医薬品も含めて話を聞きましょう。

　複数の疾患があり薬がそれぞれ処方されている患者さんでは、相互作用により薬理作用が増強するケースが多く、有害事象がより強く出やすいことが問題です。

　たとえば鎮痛薬と同時に、胃に負担のかかるアスピリン（バイアスピリン®）などの抗血小板薬、ワルファリンカリウム（ワーファリン®）などの抗凝固薬（心房細動があり服用している高齢者も多い）などを服用してないか、逆に消化性潰瘍治療薬を服用しているかなどを確認します。

◆ 疑問を感じたら医師に問い合わせる

入院時の問診で得た情報や日常のケアを通して「持参薬をこのまま飲ませていいのか」「この患者さんには量が多いかも……」と察知していることがあるはずです。若い人と同じような処方が適切でないこともあるし、患者さんの病態が変化していることもあるので、「おやっ!?」と思ったら、医師に問い合わせてください。それを「薬に関することを、言ってもいいものだろうか」と思うかもしれませんが、患者さんの一番近くにいる看護師だからこそ知り得る情報があるはずです。根拠となるリアルな情報とともに、疑問を医師にフィードバックしてください。

若い人の疼痛は大半が一時的ですが、高齢者ではその多くが根治しない疾患や症候を原因とするため慢性的です。

「常に痛いわけではないが、ちょっとした動作や寒い日に痛む」「痛みが出たり出なかったりすることもある」「持続する痛みがあり、それが我慢できないほど強いときと自制内のときがある」。

このように、痛みの種類や程度には個人差があります。患者さんの病状に応じた鎮痛薬の使い方が必要になります。

### 定期的に痛みの評価をしているか

痛みの評価は重要であり、生活にどのくらい影響を与えているのかみていく必要があります。具体的には、食事や睡眠への影響は出ていないか、外出や趣味・活動が制限されていないか、精神的影響はないかなどです。

さらに、内服している鎮痛薬をなぜ使用しているのか、いつからなのか、効果はどのくらい持続しているのか、現在の痛みはどんな痛みなのかについても、定期的に評価していくことが必要です。

実は、漫然と鎮痛薬が処方されているがゆえに帯状疱疹がマスクされ（隠され）、悪化してから来院されたというケースもあるのです。

さらに、認知症の患者さんの場合、重症になると、痛みの評価が難しくなるという問題も出てきます。

◆ 病状に合っているか、効いているか

鎮痛薬にはそれぞれ適応があり、患者さんの病状に合ったものを服用されているか、十分に効いているかをみなければなりません。

痛風発作による痛みにはNSAIDsが処方されますが、発作自体は別の要因（尿酸が関節に溜まる）が引き金になっていますから、そのことを考えなければなりません。

関節痛や腰痛、筋肉痛など、慢性的な痛みがある場合には胃腸障害を起こしにくいCOX-2選択的阻害薬が適しています。ただし先に述べたように、心臓に問題のある患者さんは循環器の医師に相談することが望ましいでしょう。心筋梗塞の発症が増えるという報告があるためです。また胃潰瘍・消化管出血の既往がある場合は、鎮痛薬とともに消化性潰瘍治療薬も処方します。

慢性の関節痛や腰痛などでアセトアミノフェンやNSAIDsといった鎮痛薬を長期間服用しなければならない場合は、受診している診療科・医療機関にかかわらず、腎機能を定期的に検査する必要があります。

帯状疱疹後神経痛や神経痛などには、NSAIDsやアセトアミノフェンなどの鎮痛薬はそれほど効きません。中枢神経系を抑える作用のあるトラマドール(トラマール®)やプレガバリン(リリカ®)などを少量から始めます。その際、めまい、ふらつきから転倒を起こさないよう対策が必要です。

◆ 服薬により痛みは治まったか

高齢者の鎮痛薬処方では、通常1日3回のところを2回にする、1回量を1/2にするなど、少量の投与からスタートします。

事例のように急性疼痛の場合は、通常、1週間といった短期の処方です。服用により腫れが引き痛みが治まれば、1週間を待たずして薬は中止します。

骨粗鬆症や関節の変形は治りませんから、慢性疼痛であっても痛みがひいたら鎮痛薬は減らすか中止するかを検討します。鎮痛薬で、痛みの原因である疾患は治らないからです。

## 頓服は事前に指示を得る

◆ 長期服用を避ける

異常時の指示同様に、鎮痛薬を服用する目安を確認しておきましょう。とくに頓服などの場合、患者さんが自分の判断だけで鎮痛薬を使うと、依存する方向に傾いてしまいます。解熱薬は「38℃以上になったら使う」といった基準を決めるように、鎮痛薬もどの程度の痛みのときに使用するのか、最大使用量、使用間隔など、事前に医師から指示を得ておき、患者さん・家族にも説明しておきましょう。痛みがないのに予

> **漫然と内服してきたものではないか**
>
> 高齢者が鎮痛薬を内服する理由の多くは「腰が痛い」「膝が痛い」といったものです。ロキソプロフェンナトリウム(ロキソニン®)はOTC医薬品の第1類医薬品として薬局やドラッグストアでも手に入る、誰もがよく知るメジャーな薬です。本章で述べたように、OTC医薬品のロキソニン®を含めNSAIDsは、消化管出血のリスク、腎機能低下、腎障害につながるため、高齢者への漫然とした使用は注意しなければなりません。
>
> そこで痛みの評価を行い、現在内服している薬が低リスクのものから選択されているのか、漫然と内服してきたものではないかといった評価が必要となります。

防的に服用する、お守りとして飲むといった鎮痛薬の慢性的な使用を防ぎます。

また医療職側も「訴えはないし、処方しておいたほうが安心かな」という気持ちがあるかもしれませんが、鎮痛薬の長期投与はとにかく避けたいものです。

◆ 止めどき、受診どきを確認しておく

今回のようなケースを作らないためには、処方のサポートとして、与薬時の注意点だけでなく、鎮痛薬の止めどきや薬を減らすことが可能か、貼付薬や塗布薬への変更が可能かなどを、事前に医師へ確認しておくと、より具体的に説明することができます。今回の患者さんを例にして説明しましょう。

痛風では尿酸低下薬が処方されることがあります。この薬は長期にわたり服用しなければなりません。胃薬は鎮痛薬とセットで服用するものなので、鎮痛薬を止めるときは胃薬も中止します。しかし処方として2週間分、すべての薬が出ているので、「きちんと飲んでくださいね」と言われれば、患者さんは症状の有無に関係なく2週間ずっと飲み続けるかもしれません。痛みが治まってきたら鎮痛薬と胃薬を一緒に止めることを具体的に説明します。

起こりうる有害事象に関しては「鎮痛薬を飲んでいると胃が荒れやすくなります。血を吐いたり、便が真っ黒になったりしたら、すぐ病院に来てください」と、具体的な症状と対応を説明します。有害事象が出現したら、服用を止めるだけではなく「すぐに受診」ということを強調してください。

## 局所の痛みには外用薬を使う

局所の痛みには塗布薬や貼付薬を利用することで、内服薬の使用を減らしたり避けたりすることができます。高齢者の日常生活に合わせ、外用薬による局所療法を効果的に使う方法を提案できると思います。

また、特定の動作で痛みが出るといった一時的な痛みならば、薬で抑えるのではなく、その動作を回避したり、痛みを少しがまんするように促しましょう。鎮痛薬による有害事象を考えると、一時的な痛みを薬で抑えることよりも、薬を飲むことの危険性のほうが上回るからです。これが高齢者における鎮痛薬の上手な使い方です。

## 訴えられない患者さんの「いつもと違うこと」を察知する

ある程度進行した認知症の患者さんのように、症状を訴えられない患者さんでは、どの症状にしてもなかなか見つけにくくなります。鎮痛薬の有害事象（消化管出血）に限

らず、低血糖や熱中症、脱水でもぐったりしているからです。一方、痛みそのものの訴えがないこともあります。

事例の患者さんは、吐血という目に見える症状が出ていますし、認知症ではないので自分から病院に連絡しています。しかし、同じ消化管出血でも吐血ではなくタール便だったら、気づかなかったかもしれません。

症状を訴えられない患者さんでは、なんとなく元気がない、食欲がない、いつもできていることができない、ベッドから出てこない、顔色がふだんより悪いといった状況から察知しなければなりません。消化管出血があれば食事は摂れない状態です。認知症の患者さんが急にご飯を食べなくなったら「お腹は空いているはずなのに……もしかしたら薬？　あるいは痛み？」と疑ってみることが大切です。認知症の患者さんは、あまり痛みを訴えません。痛みの認知が低下して痛みを感じにくい場合もあるかもしれませんし、本当は痛くてつらいのに訴えられないこともあります。

> **"痛みの不安"への手当てができているか**
>
> 　ある認知症の患者さんには、"全身にロキソニン®パップを貼る"というこだわりがありました（入院の理由は脱水でした）。
> 　そこで入院期間中に痛みの評価を行い、できる限り患者さんの話を聞いていきました。そうすることで安心感が得られたのか、湿布の減量を試みたところ、最終的には湿布の使用はゼロになりました。

> **「ご飯を食べない」理由に気づけているか**
>
> 　病状を正確に訴えることができない認知症の患者さんに、日々、どのように問いかけをしているでしょうか。
> 　術後3日目、朝の回診時に「痛くない？　大丈夫？」と医師が問いかけると、その患者さんは「はい」と返事をしました。医師の記録には「痛みなし、鎮痛薬終了」となっていました。
> 　その後、なぜか患者さんの活動性が低下し、「ご飯も食べません」との相談を受けました。
> 　そこで病棟の看護師に、「痛いと言える患者さんだと、通常、術後いつごろまで痛みを訴えてきますか」と質問したところ、「術後3日だと、『まだ痛い！』って言われる方が多いです」という言葉が返ってきました。
> 　また、褥瘡のある認知症の患者さんが夜間、眠れていないという相談を受けました。「疼痛管理はどうなっていますか」と尋ねると、鎮痛薬が入っていません。そこで、寝る前に鎮痛薬の使用を提案しました。処方された鎮痛薬で、患者さんはその日から眠れるようになり、生活リズムがつくようになりました。

　いずれにしても、痛みを訴えるような明らかな言動がなければ、今飲んでいる鎮痛薬を一度「止めてみるという」発想があってもいいと思います。

### ◆酸素飽和度、バイタルチェックから

　事例では、看護師が眼瞼結膜を確認しています。出血により貧血が進んでいれば、眼瞼結膜[※3]が真っ白なだけでなく、顔色も青白くなります。また、血のついたティッシュが山のように置かれているのを発見した看護師は、「出血性ショックになるかも

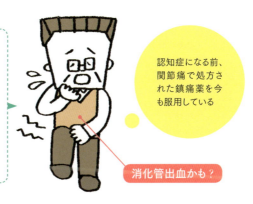

- 何となく元気がない
- いつものようにごはんを食べない
- いつもできることができない
- SpO₂が低い
- いつもより脈が速い
- いつもより血圧が低い
- いつもより顔色が悪い
- いつもより眼瞼結膜が白い

認知症になる前、関節痛で処方された鎮痛薬を今も服用している

消化管出血かも？

図3　認知症の患者さんの「いつもと違う何か」をとらえる

しれない」から「車で救急病院へ」の考えを改め、すぐに「救急車」を呼んだのでしょう。しかし、さらに進行した段階であれば、脈も速くなっているはずです。

　血圧やSpO₂もふだんよりいくらか下がっているでしょう。SpO₂の低下は消化管出血による貧血の所見でもあり、疑わしい場合にはパルスオキシメーターで酸素飽和度をみることも必要です。

> ＊3　高齢者はヘモグロビン（Hb）値が通常より低く、貧血気味だったりするので、眼瞼結膜は通常でも白く、貧血を判断することはわかりにくいかもしれません。通常、女性は14g/dL、男性では15g/dLくらいですが、高齢になると女性10〜11g/dL、男性11〜12g/dL程度という数値は珍しくありません。

### "ふだん"の値を把握しているか

その方の異常をとらえるためには、"ふだん"を知らなければなりません。高齢者の中には徐脈の人もいます。たとえば通常50/分だった値が80/分であれば、正常の範囲であっても「いつもと違う」ということに気づけます。

**ワンポイントアドバイス**

### 慢性疼痛に効く薬は「身体を動かすこと」

　慢性疼痛の場合、痛みを完全にゼロにすることは難しいため、ADL（日常生活動作）やQOL（クオリティオブライフ：生活の質）の向上を踏まえた疼痛緩和を目指します。このことをまず患者さんに理解していただかなければなりません。

　日常生活で座り込んでしまう、あるいは寝られないほどの痛みがあれば、もちろん薬は必要です。しかし骨粗鬆症の痛みのように、立ち上がるとき、歩き出すときなど、動き始めには痛みを感じるけれど歩行中には感じないことも多くあります。

関節痛など、加齢による慢性疼痛に対してもっとも効果的なことは、身体を動かすことです。過度な負担をかけずに関節や骨、筋肉をしっかり使う、つまり運動療法です。「痛いから動かない」ことが痛みを悪化させている、薬も飲みかた次第で害になることは前述した通りです。

　筋肉をつけるためには負荷をかけますが、関節などに痛みがある高齢者では、やわらかい動き、負担の少ない動き、たとえば関節を伸ばしたりするストレッチなどがより重要になります。

　自分では怖くて動かせない患者さんには、看護師が他動的に膝や足首をゆっくり動かすなどのリハビリを進めていくことです。患者さんにはつらい運動かもしれませんから、看護師の支援は欠かせません。医師の指示のもと、理学療法士らとともに患者さんに指導していくとよいでしょう。

## COLUMN

■ ちょっと待って！ その薬、本当に使っても大丈夫？ (Ph. 早瀬)

　入院中の患者さんに痛みがあるときや眠れないとき、当院では使用する薬剤を「異常時の指示薬」として、医師から事前に指示をもらっています。

　異常時の指示薬は症状に対し処方されています。そのためなのか若い人から高齢者、体格の大きい人、小柄な人にかかわらず、同じ指示が入っていることがあり、医師の認識が足りないなと感じることがあります。またこの指示薬は通常、医師が不在の時間外や土日の休日に使用されることが多く、薬剤師の確認を通らずに患者さんに投与されていることもあります。

　たとえば、疼痛時によく使用する非ステロイド性抗炎症薬（NSAIDs）やアセトアミノフェンがこれにあたります。既往に潰瘍や腎障害のある術後の患者さんに、夜間NSAIDsが点滴投与されて、気づいたのは投与が終わった翌朝だった、休日中に何度も投与されて、発見したのは休み明けだった、あるいは体重が40kgしかない高齢の患者さんにアセトアミノフェン点滴静注1000mg/回が処方され、投与されていた……そんな話を耳にしたこともあります。

　薬剤師は薬の指示を何の目的で使用するか、用法・用量を確認するとともに、使用していけない疾患があるのかを考えます。しかし一部の医師・看護師では症状の改善が主目的になると、患者さんの今の状態（腎機能が低下してきている、食事が経口摂取できていない、体重が低下していることなど）や既往に目が届かず、用量に注意が向かないこともあります。

　看護師は、異常時の指示薬を最終的に投与する立場にいます。そして、投与前が薬物有害事象のリスクを回避する最後のチャンスです。

　「本当に、その患者さんにその薬を使用しても問題ないか」。薬を使う前にもう一度、自問自答してみてください。そして、問題があれば迷わず医師に確認しましょう。これは、とくに看護師のみなさんにもっていただきたい重要な視点であり、大切な姿勢だと考えます。

# 3 せん妄の要因となる薬
せん妄の対応に薬はNG

▶ 事例

腹痛・嘔吐で、高齢者施設から20時に救急搬送されてきた85歳女性。大腸がんの手術歴があります。数日前より元気がなく、食事も摂れていません。
認知症が重度のため、高齢者施設にいるときも自分から何かを訴えることはありませんでしたが、穏やかで優しい方だそうです。

診断はイレウス。とりあえずNGチューブ（経鼻胃管）で様子をみることになりました。
ERで胃内容物の吸引が行われ、苦しげな表情はやわらいだ様子。そのまま入院となりました。担当看護師は、もう夜も遅いしNGチューブも入っているから、夜間眠れないと苦痛だろうとアセスメントし、不眠時の指示にあったアタラックスP®を投与しました。
その後、患者は興奮して落ち着かなくなり、点滴を抜いては何度もベッドから起き上がろうとするため、体幹抑制とミトンをすることに……。

朝一番で認知症ケアチームへ相談がありました。

［事例提供：Ns.長瀬］ "高齢者に会ったときからせん妄の看護を始める必要がある"ともいわれるほど高齢者のせん妄の発症率は高く、早期発見と予防に向けたケアが大切です。この事例ではなぜ、せん妄が起きてしまったのでしょうか。

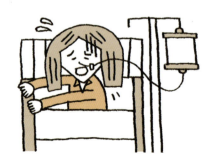

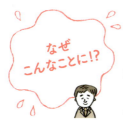

　事例の患者さんには、せん妄になる素因がいくつも認められます。まず85歳という年齢です。いわゆる超高齢者であり、さらに認知症が重度であるということです。重度の場合、言語的コミュニケーションがとれず、患者さんは自ら苦痛を訴えられませんし、相手の言うこともわかりません。そのためせん妄というより、コミュニケーションがとれないために焦り、興奮して不穏(せん妄的)になることもあります。

　また処置時の状況は落ち着いていたようですが、イレウス、虫垂炎等も含めて、いわゆる急性腹症ではせん妄が起きやすくなります。

　そしてヒドロキシジン(アタラックスP®)という抗ヒスタミン薬の投与です。ヒドロキシジンは一般成人の不安時などに使う薬で、侵襲的な検査などの術前処置によく使われます。せん妄を起こしやすく、高齢者に安易に使ってはいけない薬です。それを本当に不眠時に投与していいのか、医師に問い合わせるべきでした。指示にあったからとそのまま投与したことは間違いです。

　ここではヒドロキシジンがせん妄発症の引き金になりました。しかし、問題は薬を投与する前からせん妄を引き起こす要因や危険因子がたくさんあったにもかかわらず、それらを見過ごしていることです。

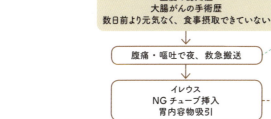

## これだけは知っておきたい！

▶ **せん妄を起こす背景を知る**
◆薬物が要因となることが多い

▶ **せん妄と認知症を混同しない**
◆意識混濁があり、話のつじつまが合わないせん妄
◆せん妄時は状態が落ち着くのを待つ
◆身体的・薬物的抑制はあくまで緊急避難的処置

▶ **せん妄を起こしやすい薬物を知る**
◆中枢神経機能を抑制する向精神薬
◆抗ヒスタミン作用、抗コリン作用のある薬
◆抗菌薬、抗がん剤、アルコール
◆条件次第でせん妄のリスクがあるOTC医薬品

## ▶ せん妄を起こす背景を知る

まずは事例でも指摘した、せん妄を起こしやすい高齢者の背景について整理します。

### ◆薬物が要因となることが多い

せん妄を起こす背景には、直接要因と危険因子があります。要因としては、やはり薬物が多くなります(詳細は後述)。ほかに脱水、電解質異常、感染症などの全身性の疾患が挙げられます。事例の患者さんは感染症と脱水の可能性が考えられます。

危険因子には、高齢者(75歳以上)、認知症や脳血管系の疾患を含む脳障害があります。また緊急の入院や、救急室やICUのようにふだんの環境とは全く異なる環境もせん妄の引き金になります(表1、2)。

せん妄の要因や危険因子から事例の患者さんを診ると、たとえ認知症がなかったとしても、来院時にすでにせん妄があってもおかしくない状態だったことがわかります。

---

**身体の中で起きていることを考えているか**

ある研究で、認知症の患者さんに対するTUR-BT術(経尿道的膀胱腫瘍切除術)後の鎮痛薬の使用が有意に少ないことが報告されていました。認知症の人は痛みを感じないのでしょうか⁉ そうではなく、「痛みの訴えが伝えられない」ということでしょう。失語症があるために自分の言いたいことが伝えられず、BPSD(認知症に伴う行動・心理症状)が出現している場合もあります。とくにせん妄が出現している場合には、「身体の中で何かが起きている」とまず考えることが大切です。

表1　せん妄の要因と危険因子

| | |
|---|---|
| 直接要因 | ・二次的に脳機能に影響を及ぼす全身性疾患→感染症、脱水、電解質異常<br>・薬物、飲酒用アルコール |
| 準備因子 | ・高齢者（75歳以上）<br>・認知症<br>・脳障害（脳血管系の疾患、脳腫瘍など） |
| 促進因子 | ・入院による環境変化（精神的社会的ストレス）<br>・疼痛、頻尿など（身体的ストレス）<br>・ICU症候群など（感覚遮断・感覚過剰） |

葛谷雅文, 秋下雅弘編：ベッドサイドの高齢者の診かた, p.195, 表Ⅴ-7-1, 南山堂, 2008をもとに作成

表2　せん妄をきたす主な薬物

| 分類 | 薬物 |
|---|---|
| 中枢神経系に作用する薬 | 抗不安薬、睡眠薬、抗うつ薬、抗けいれん薬、パーキンソン病治療薬、脳循環代謝改善薬、抗コリン薬 |
| 循環系に作用する薬 | ジギタリス、利尿薬 |
| その他 | ヒスタミン$H_2$受容体拮抗薬、ヒスタミン$H_1$受容体拮抗薬、テオフィリン、抗菌薬、抗がん剤、ステロイド、消炎鎮痛薬 |

## ▶ せん妄と認知症を混同しない

　臨床現場でせん妄と認知症を混同しないことは基本中の基本です。それでも術後せん妄を「認知症だ」と見誤ったり、急患で運ばれてきた時からせん妄状態だったにもかかわらず「認知症みたいだ」と思い込んだりすることがあるようです。せん妄では症状が急に出現します。せん妄の見分け方と対処法をざっと解説します。

### ◆意識混濁があり、話のつじつまが合わないせん妄

　せん妄は基本的に意識障害の一種です。意識がないわけではなく、もうろうとした状態（意識混濁）で、目は開いているものの焦点が定まらず、つじつまの合わないことを言うのが特徴です。場所や時間などがわからなくなる見当識障害が必ず出ます。ただし、認知症が中等度になると同じように見当識が障害されるので、アセスメントが難しくなります。

　せん妄の症状を一番わかりやすい例で説明すると、アルコールによる中枢神経の抑制、つまり急性アルコール中毒です。酒にひどく酔うと、同じことを繰り返し言ったり、言うことを聞かなかったり、また暴れたりなどの症状がみられます。「せん妄」でもそれとほぼ同じ症状が現れます。

認知症もせん妄に似た状態ですが、急には発症しません。早期では記憶障害があっても、筋の通った話はできます。ただし、それが堂々巡りになるのが認知症の患者さんの特徴です。

### ◆せん妄時は状態が落ち着くのを待つ

せん妄は英語でdeliriumですが、別の言い方としてacute confusional state急性の混乱状態があります。文字通り慢性的なせん妄はなく、時間が経てば落ち着いて、翌朝には何ごともなかったかのようにけろりとしています。

せん妄を起こしている患者さんには、事故が起きないよう注意して、症状が少し落ち着くのを待つことが基本です。その間、いろいろな刺激を患者さんに与えないように注意しなければなりません。説得、つまり説明して理解してもらおうとするのもダメです。効果がないばかりか興奮を助長します。患者さんに治療を必要とする疾患が併存しているときは、必要最低限の治療を行います。

### ◆身体的・薬物的抑制はあくまで緊急避難的処置

酸素を投与する、静脈路を確保する必要がある場合など、治療上、緊急性があるときには、ミトンなどによる四肢の抑制や体幹の抑制など、いわゆる一時的な身体拘束も止むを得ないと判断します。

また、緊急避難的に薬で対応することがあります。しかし、このときに使う薬が、実はせん妄を起こしやすい薬なのです。抗コリン薬、抗ヒスタミン薬、睡眠薬、抗精神病薬などです。せん妄の症状に対しせん妄を起こしやすい薬で対処するしかないという矛盾をしっかり肝に銘じ、一時的な使用であると心得てください。

また、不穏時にベンゾジアゼピン系薬物、抗精神病薬のハロペリドール(セレネース®)などが、異常時の指示として処方されていることが多いと思います。それらは症状を抑えるためにある程度は必要ですが、せん妄にはあまり有効でないとされている薬物です。あくまで一時的な処置です(p.056)。ベンゾジアゼピン系薬物よりはリスペリドン(リスパダール®)などの非定型抗精神病薬のほうがよいとされていますが、あくまで緊急避難的処置であり、身体抑制と同じような視点になります。

## ▶ せん妄を起こしやすい薬物を知る

最初に、意識障害を起こしやすい薬＝せん妄を起こしやすいと考えてください。具体的には中枢神経系に抑制的に作用する薬、抗コリン作用のある薬、テオフィリン、抗菌薬、抗がん剤などです。これらを服用している患者さんについては、せん妄状態

に陥ったりした場合、薬の影響を疑ってみることが必要です。具体的に挙げていきましょう。

### ◆中枢神経機能を抑制する向精神薬

抗不安薬、睡眠薬、抗うつ薬、抗てんかん薬、パーキンソン病治療薬（抗コリン系）、抗精神病薬など、向精神薬のすべては中枢神経機能を抑制するので、せん妄が起きやすくなります。

### ◆抗コリン作用のある薬

抗コリン作用のある薬（p.068）もせん妄を起こしやすく、抗不整脈薬の一部、過活動膀胱治療薬、ヒスタミン$H_2$受容体拮抗薬、ヒスタミン$H_1$受容体拮抗薬（以下抗ヒスタミン薬）などが含まれます。これらは、脳内のアセチルコリンや他の神経伝達物質の働きを低下させるので、神経機能が低下し、せん妄が起こります。抗ヒスタミン系薬物による認知機能異常やせん妄の発症はよく知られています。

### ◆抗菌薬、抗がん剤、アルコール

喘息の治療薬であるテオフィリンは、加齢による代謝の低下から血中濃度が高くなり、中枢神経に移行すると、神経毒になります。そのため血中濃度を測定しながら使用します。副腎皮質ステロイドの中枢性副作用もよく知られています。

ほかに抗菌薬、抗がん剤や、薬ではありませんがアルコールもせん妄の原因になり

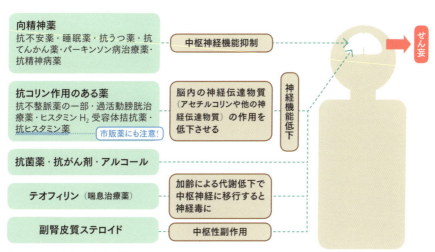

図1　せん妄を起こしやすい薬

ます。高齢者が大量ではなくても飲酒でせん妄を起こし、病院に運ばれてくるということもあります。

### ◆条件次第でせん妄のリスクがあるOTC医薬品

　OTC医薬品の中にはせん妄を起こしやすい成分が含まれているものがあります。たとえば、花粉症の薬で古いタイプの抗ヒスタミン薬、PL顆粒®(解熱・鎮痛薬)、それと睡眠改善薬として市販されている抗ヒスタミン薬です。

　OTC医薬品を服用しただけでせん妄になることは滅多にありませんが、風邪で高熱がある、脱水の傾向がある、他の服用薬があるなど何らかの背景があれば、せん妄を起こすこともあります。

> **これだけはしておきたい！**
>
> 🚩 **せん妄のリスクを把握する**
> ◆入院した日の夜が最も要注意
> ◆病状が不安定な高齢者もリスクが高い
> ◆病状の変化からせん妄の可能性を予測する
>
> 🚩 **せん妄を起こしやすい薬はなるべく使わない**
> ◆今の状態にその薬が必要かどうか考える
> ◆不眠時、不穏時に安易に睡眠薬を使わない
> ◆身体的症状を緩和するケアを行う
>
> 🚩 **せん妄時に使える薬はリスペリドンとハロペリドール**

## 🚩 せん妄のリスクを把握する

### ◆入院した日の夜が最も要注意

せん妄を起こせば転倒転落のリスクなども高まり、患者さんの命にもかかわります。高齢者ではとくに入院後早期にせん妄を発症しやすく、入院した日の夜が最も注意が必要です。救急搬送されてきた患者さんならば夜に限らず、即、せん妄を起こすこともあります。

高齢者が入院したならば、せん妄のリスク（表1、2、p.039）を把握しておくことです。

### ◆病状が不安定な高齢者もリスクが高い

入院してすぐにせん妄を起こしていなくても、イレウスや肺炎など病状が不安定な状態で経過している高齢者は、せん妄のリスクが高いので、そのリスクアセスメントと対策も必要でしょう。そのためにも認知機能などを事前に評価しておきましょう。ふだんより応答が悪くなっていると感じたら、注意が必要です。音や光など環境にとても敏感になるので、照明を少し落とす、モニター音を下げるなど、患者さんが落ち着く環境にすることです。もし家族が付き添っていれば、患者さんの手を握ってもらうなど、患者さんが安心できるように手伝いをしてもらいます。

### ◆病状の変化からせん妄の可能性を予測する

病状が変化したときもせん妄が起きやすいので、病状の変化をモニターするだけで

なく、その変化からせん妄を起こす可能性を予測する必要があります。

また、せん妄が始まる数日前からどこか落ち着きがない、不安が強い、いらいらしているなどの前駆症状が現れる場合もあるので、病状の変化とともに観察してください。

術後せん妄や夜間せん妄が疑われる場合には、見当識を確認します。体調を聞きながら、「今日は何曜日でしたか」「入院してきたことを覚えていますか」といった質問を織り交ぜていくとよいでしょう。

## ▶ せん妄を起こしやすい薬はなるべく使わない

前述したせん妄を起こしやすい薬（p.040）は認知機能にも影響を及ぼしやすく、そもそも高齢者にはなるべく使わないようにしたい薬です。それらが処方されていれば、その必要性を再度検討することになります。

治療上やむなくせん妄を起こすリスクの高い薬を使用している場合は、より注意深く観察する、巡回の頻度を増やすなど、せん妄の早期発見が必要です。

### ◆ 今の状態にその薬が必要かどうか考える

今の病状でその薬が必要かどうかを考えます。せん妄を起こしやすい状態であれば、せん妄のリスクになる薬、たとえば抗不安薬や睡眠薬、抗コリン作用のある薬は可能な限り中止を考慮します。ほかの薬に切り替えるというより、いったん中止するほうがよいでしょう。もしどうしても薬が必要ならば、違うタイプのものを使うことになります。

また、事例の患者さんのようにイレウスのためにNGチューブが挿入されていると、これを利用して持参薬を投与してしまうケースがあります[※1]。そもそもNGチューブは胃の内容物の吸引のため(減圧)に留置されているので、使用目的が異なります。も

### せん妄の原因を探っているか

1人暮らしの認知症の患者さんが「食事を摂れない」と、ERを受診しました。血液検査や腹部X線撮影をしても異常が認められず帰宅しましたが、翌日も受診。精密検査目的で消化器病棟へ入院となりました。

入院後、せん妄で大暴れ。点滴を引き抜くため身体拘束をされ、個室に移動しました。翌日行ったGIF（上部消化管内視鏡検査）で胃から出血していることがわかり、病理検査がオーダーされました。ようやく、がんであるとわかったのです。

翌日もせん妄から回復しません。病棟に来合わせた緩和ケア医に画像を診てもらうと、「消化管が詰まってきているし、リンパ節転移もあるし、これは痛いよね……」と。

主治医は、病理検査の結果が出てから緩和ケアチームに依頼しようと思っていたようです。しかし、目の前にいる患者さんの苦痛をいち早くなんとかしてあげたいと思うのが看護師です。主治医との調整を行い、すぐに緩和ケアチームによる治療が開始されました。

せん妄の原因が何かを探ることが重要です（今回は「痛み」でした）。がんの場合、疾患そのものは解決できないこともありますが、疼痛管理によって解決できることもあります。

しこのような状況に遭遇したならば、「持参薬をすべて投与すべきか?」という疑問をもってほしいです。

いずれにしても、今の状態でその薬が本当に必要かどうかを使う前に考え、疑問があれば担当医に確認すべきです。

> ※1 錠剤やカプセル剤を簡易懸濁法で懸濁し、チューブを通じて投与する方法があります。主に重い嚥下困難な患者さんに内服薬を経管投与する場合に用いられます。

### ◆不眠時、不穏時に安易に睡眠薬を使わない

不眠や不穏時の指示として、睡眠薬が処方されることがあります。しかし、高齢者にとって睡眠薬は、基本的にすべてせん妄を起こすリスク因子となります(p.055)。睡眠薬の投与が、せん妄発症の引き金を引いてしまうかもしれないと考えてください。

高齢者の「眠れない」という訴えに、安易に睡眠薬で対応しないことが一番大切なポイントです。「眠らせる」という発想で対応するとせん妄を誘発するので、眠れない原因を探り、それが身体症状によるものであれば、その症状を取り除く方向で対処すべきです。

せん妄は夕方から夜間にかけて出現しやすいので、せん妄を起こさないためにも睡眠薬をなるべく使わないことです。

### ◆身体的症状を緩和するケアを行う

何となくつらい、痛みが取れない、苦しいといった状態に対し、少しでもリラックスできるような環境を整えたり、心理的ケアを行うといったことが大切です。せん妄であることを意識しすぎず、その患者さんが抱えている身体的症状を緩和するふだんのケアをすればよいと考えます。例えばクッションを使って楽になる体位にする、おなかが張っていれば湿布をしたり、さすってあげたりするということです。

痛みなど症状を緩和することは、せん妄を予防するうえでも大切なことです。事例の患者さんの場合は、薬以外の方法で少しでも眠りやすいようにするべきでした。どうしても薬が必要なときは、非ベンゾジアゼピン系の睡眠薬であるゾルピデム(マイスリー®)、ゾピクロン(アモバン®)、エスゾピクロン(ルネスタ®)や、メラトニン受容体作動薬のラメルテオン(ロゼレム®)、オレキシン受容体拮抗薬のスボレキサント(ベルソムラ®)を少量(たとえば半量)投与です。

例えば、進行した認知症の患者さんがイレウスの場合、腹痛があっても痛みを痛みとして訴えられません。「うーん、うーん」と苦しそうにしていれば、その様子から「イレウスでお腹が痛いのだろうな」「痛そうにしているな」と察知します。もしそれ

に気づかなければ、腹痛はないことになり、「患者さんが不穏になっている」と記載され、その情報が引き継がれてしまいます。腹痛という身体症状が原因なら、これを取り除くことで患者さんは安心して眠れるはずです。もし薬を使うなら、そこは睡眠薬ではなく鎮痙薬か疼痛緩和薬です。

## せん妄時に使える薬はリスペリドンとハロペリドール

　せん妄は24時間くらい続くこともありますが、多くは翌朝までに落ち着きます。しかしその間に身体を損傷するおそれがある場合、環境の調整や原因疾患の治療とともに薬を投与することがあります。

　基本的にベンゾジアゼピン系薬物は使いません。せん妄の患者さんに眠ってもらうことを目的とするならば非ベンゾジアゼピン系の薬、非定型抗精神病薬を少量投与することがポイントです。せん妄に使える薬は非定型抗精神病薬のリスペリドン(リスパダール®)、定型抗精神病薬のハロペリドール(セレネース®)などです。内服が可能な場合には、リスペリドン(リスパダール®)を選択します。リスペリドンには錠剤だけでなくOD錠や内用液もあるので、患者さんの状態に合わせて選択できます。ただ、非定型抗精神病薬には短時間作用型の注射薬がなく、事例のように内服できない患者さんの場合、ハロペリドール(セレネース®)注射薬が有用です。ただし、ハロペリドールはせん妄の引き金になったり、悪化させたりすることもあり推奨はされません。

　これらの薬でコントロールできない場合には、ベンゾジアゼピン系のフルニトラゼパム(サイレース®)を少量注射(筋注あるいは静注)することもあります。

　ただし、繰り返しになりますがこれらの使用も緊急避難的なものです。

**参考文献**
- 葛谷雅文，秋下雅弘編：ベッドサイドの高齢者の診かた，南山堂，2008
- 鳥羽研二：系統看護学講座 老年看護 病態・疾患論 専門分野Ⅱ 第4版，p.42，医学書院，2014

## COLUMN

### ■ ケア現場で共通の客観的指標を設けているか（Ns. 長瀬）

　せん妄のスケールとして、日本語版ニーチャム NEECHAM 混乱・錯乱スケール（J-NCS）やせん妄スクリーニングツール（DST）、ICDSC（intensive care delirium screening checklist）などがあります。手術予定の入院では、入院時、術前・術後で経過をみていくこともできます。また診断用のスケールですが、日本語版 CAM-ICU（confusion assessment method for the ICU）も参考になります。

　病棟の患者層に合わせて、どのスケールを使用するか決めます。ICU から一般病棟へ異動した場合や、整形外科が満床で小児病棟へとりあえず入院といったベッド借りをしている場合には、使うスケールが複数になって難しくなるため、病院内で統一したものを選択するとよいと思います。

　スクリーニングができるようになると、予防的なかかわり方ができるようになり、事前にせん妄になりそうだなと予測できるとケアの心構えもかわってくるのではないでしょうか。

# 4 睡眠薬の使い方
機序を理解して、必要時だけうまく利用する

▶ 事例

> 整形外科病棟でリハビリ中の高齢の患者さんから、
> 「眠れない」という訴えがありました。
> 異常時の指示には「不眠時にレンドルミン®錠」とあります。
> 夜勤で担当していた2年目の看護師は、
> これまでも夜間起きていることが多いようだし、
> ナースコールも多いからと、
> 23時30分にレンドルミン®を投与しました。
>
> 翌朝5時、トイレへ行こうとした患者さんが、ベッドサイドで転倒しました。

[事例提供：Ns.長瀬]　入院すると、環境変化によって「眠れない」と訴える患者さんは多くいます。一方で、夜間巡視で寝ていない高齢者に「眠れていないのでは」「寝ていない」と感じる看護師もいるでしょう。

　では「眠れない」「寝ていない」のならば、指示にある睡眠薬をそのまま投与してよいのでしょうか。そもそも、高齢者の睡眠の特徴や入院前の睡眠パターンを把握していたでしょうか。

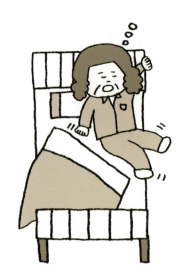

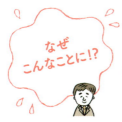

今回の患者さんは整形外科病棟でリハビリ中ですから、転んで大腿骨を骨折したのでしょうか。そうであれば、患者さんには最初から転倒のリスクがあった可能性があります。大腿骨頸部骨折の修復手術後に転んで、そこをもう一度折ったら大変です。転倒リスクの高い高齢者に、ブロチゾラム（レンドルミン®）を出したのは少々問題だったかもしれません。

ブロチゾラムはベンゾジアゼピン系ベンゾジアゼピン受容体作動薬で、短時間作用型の睡眠薬です。短時間とはいえ半減期[※1]が7時間あり、その間はしっかり作用するということです。患者さんがトイレに起きた朝5時は、薬がまだ効いている状態。睡眠薬を飲み慣れていない高齢者では、1錠でなく半錠にする、あるいは超短時間作用型でしかも非ベンゾジアゼピン系の薬にするべきでした。

別の視点から考えてみます。ただ眠れないだけの患者さんに睡眠薬の使用は適切でありません。さらに「ナースコールが多いから」と睡眠薬を投与することは完全に不適切な対応です。なぜ頻繁にナースコールを押したのでしょうか。加齢による睡眠の変化もありますが、痛みが原因で眠れないことは高齢者に比較的多く、それ以外にも身体疾患の存在は不眠の原因になります。眠れない原因が痛みだとしたら、鎮痛薬が十分に使われているか評価する必要がありました。

※1　半減期（T1/2）：ある薬の薬物血中濃度が半分に減るまでに要する時間。いわずもがなですが、1錠を半錠にしても半減期は変わりません。

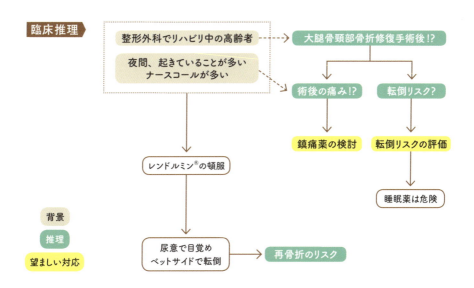

## これだけは知っておきたい！

▶ **高齢者は眠りが浅く覚醒しやすい**
　◆ 生理的睡眠時間は5時間
　◆ 中途覚醒や早朝覚醒が多い

▶ **睡眠薬は作用機序の違いにより3タイプに分かれる**
　◆ 睡眠を刺激するアクセル系：①ベンゾジアゼピン受容体作動薬
　　　　　　　　　　　　　　　　（ベンゾジアゼピン系、非ベンゾジアゼピン系）
　　　　　　　　　　　　　　　②メラトニン受容体作動薬
　◆ 覚醒を抑えるブレーキ系：③オレキシン受容体拮抗薬

▶ **ベンゾジアゼピン系薬剤による高齢者特有のリスクがある**
　◆ 筋弛緩作用による転倒リスク
　◆ 依存のリスク
　◆ 認知機能が低下するリスク

▶ **非ベンゾジアゼピン系の超短時間作用型の睡眠薬が適している**
　◆ Z-drug3種が主流
　◆ 非ベンゾジアゼピン系であっても、夜間には転倒のリスクあり

## ▶ 高齢者は眠りが浅く覚醒しやすい

　睡眠には眼球が急速に動いているレム（REM:Rapid Eye Movement）睡眠と4段階からなるノンレム（non-REM）睡眠とがあります。non-REM睡眠の第1、2段階は浅い睡眠、第3、4段階がいわゆる熟眠できている状態で、深睡眠（徐波睡眠）です。この段階で起こそうとしても目を覚まさないといわれます。

### ◆ 生理的睡眠時間は5時間

　若いときは布団に入ればすぐに深い睡眠に入ります。周期も長く、ぐっすり眠りスーッと覚醒に向かいます（図1-a）。ところが高齢になると、睡眠の周期が短く、断片的で不規則になり、深い睡眠がなくなってきます（図1-b）。そのため、若いときと同じ時間眠っていても、非常に途切れがちで、浅い睡眠のところでうとうとしている状態です。そこで尿意を感じると目を覚ましてトイレに行き、痛みがあれば目を覚ましてしまいます（図1-b❶）。

　このように浅い眠りになると、覚醒しやすくなります。そのため睡眠時間をとって

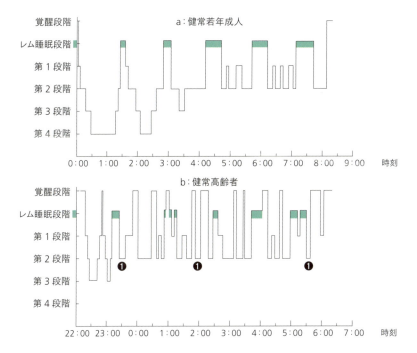

❶の部位は浅い眠りになっており、覚醒しやすい

**図1・若年成人と高齢者における睡眠構造の比較**
三島和夫：認知症の早期徴候とリスク要因としての睡眠問題, Brain and Nerve, 68(7), 779-791, 2016 より一部改変

いるけれど、若いころのような自覚的な「熟眠感が得られない」と高齢者は訴えるわけです。

　図2は脳波のデータです。青年期は7時間くらい睡眠できていますが、年齢とともに徐々に減ってきます。同じ時間だけ布団に入っていても、脳波上の睡眠は加齢とともに減っていくことになります。生理的な睡眠時間は高齢者では5時間くらいに減ります。レム睡眠の時間も短くなりますが、いちばん減るのが深いノンレム睡眠です。いわゆる熟睡する時間の減少が最大の問題であり、逆に浅いノンレム睡眠はあまり変化しません。

　一方で総務省が行った2011年の社会生活基本調査から高齢者は8時間以上寝ていると自己申告しています。これは裏返せば、寝る時間はあるのに、熟眠が得られないために、もっと眠りたいと布団に長く入っているという1つの証かもしれません。

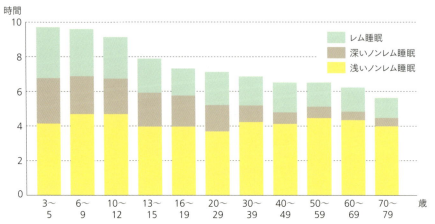

**図2　年齢別の正味の睡眠時間**
試験方法：睡眠ポリグラフィを実施し、正味の睡眠時間を年齢別に検討した。
Williams R, et al：Electroencephalography（EEG）of Human Sleep; Clinical Applications. John Wiley & Sons, 1974 より

### ◆中途覚醒や早朝覚醒が多い

　高齢者はよく寝ていることは確かなものの、昔のようにぐっすり眠りたいので、睡眠薬を使いたいということが考えられます。そのために睡眠薬の処方が多くなっています。しかし5〜6時間は眠れていますし、これは生理的な加齢変化なので、薬を使ってまでそれ以上眠ろうとしなくてもよいのです。
　高齢者の睡眠障害のパターンでは、入眠障害よりも中途覚醒や早朝覚醒が多くなります。この場合でも睡眠薬を使うならば、超短時間作用型で十分です。

## ▶ 睡眠薬は作用機序の違いにより、3タイプに分かれる

　睡眠を調節する薬には睡眠を刺激するアクセル系の①ベンゾジアゼピン受容体作動薬、②メラトニン受容体作動薬と、覚醒を抑えるブレーキ系の③オレキシン受容体拮抗薬があります。

### ◆睡眠を刺激するアクセル系：①ベンゾジアゼピン受容体作動薬

　従来の睡眠薬の多くは、ベンゾジアゼピン受容体作動薬といわれるものです。この薬は、ベンゾジアゼピンが結合する脳内のベンゾジアゼピン受容体（サブタイプω1、ω2、ω3受容体）を刺激します。つまり睡眠を刺激するアクセルとなり、眠気をもたらします。一般に抗不安薬、睡眠導入薬として使われています。

ベンゾジアゼピン受容体作動薬は、ベンゾジアゼピン環という化学構造をもつベンゾジアゼピン系と、それをもたない非ベンゾジアゼピン系に分かれます。作用点が同じでも薬物動態、半減期、受容体との結合の違いから、薬理作用の強弱、薬物有害事象の出やすさなどが異なります。

　ベンゾジアゼピン系の薬はより作用が強く、受容体との結合が強いという特徴があり、すぐに効果を現すものの作用が残ります。そのため、高齢者に薬物有害事象をもたらしやすいということが知られています。また、鎮静・催眠作用を担う$\omega_1$受容体と、筋弛緩作用、抗不安作用に関係する$\omega_2$受容体の両者に親和性があるため、催眠と筋弛緩作用の両方が出てしまいます。そのため、事例でも転倒につながってしまいました。

　一方、非ベンゾジアゼピン系の睡眠薬はベンゾジアゼピン環をもたないため、ベンゾジアゼピン系に比べ有害事象は弱くなります。また、$\omega_1$受容体に選択性が高いので筋弛緩作用が少ないこと、依存性が少ないことが特徴です。よって高齢者には非ベンゾジアゼピン系の薬剤を使うという選択肢が1つあります。

### ◆睡眠を刺激するアクセル系：②メラトニン受容体作動薬

　ベンゾジアゼピン系とは作用機序の異なる、新しい薬があります。

　ベンゾジアゼピン系と同じアクセル系の物質にメラトニンがあります。メラトニンは体内リズムの調節や催眠作用をもつホルモンで、脳の松果体で合成・分泌されます。海外ではメラトニンは市販薬としてドラッグストアで売られています。

　そのメラトニン受容体に結合して眠気をもたらすメラトニン受容体作動薬のラメルテオン（ロゼレム®）は、それほど強くないアクセル系薬です。半減期約1時間という超短時間作用型の薬で、時差ボケや夜勤により乱れた睡眠リズムを調節するのに有効です。ただ、飲んですぐに効果が現れにくい、つまり切れ味が悪く、ベンゾジアゼピン受容体作動薬に慣れた高齢者には満足感が得られないことがあります。

　ベンゾジアゼピン受容体作動薬とは作用する部位が異なるため、これらの薬にみられる有害事象は起こりにくいとされています。

### ◆覚醒を抑えるブレーキ系：③オレキシン受容体拮抗薬

　睡眠を刺激するアクセル系とは逆に、覚醒を下げるもの、覚醒系のブレーキとして働く薬があります。脳内では、オレキシンという覚醒系に働くホルモンが産生されています。それが結合するオレキシン受容体をブロックすることで覚醒を抑え、眠りを誘導するものです。

　オレキシン受容体拮抗薬にはスボレキサント（ベルソムラ®）があります。半減期約10

時間の短時間作用型で、転倒や認知機能低下のような有害事象は少ない割に高齢者でも有効ですが、まだ新しい薬なので長所も短所も十分にわかっていない点があります。

## ▶ ベンゾジアゼピン系薬剤による高齢者特有のリスクがある

　ベンゾジアゼピン系の薬には催眠作用のほかに抗不安作用や抗けいれん作用、筋弛緩作用があります。高齢者では、ベンゾジアゼピン系の薬に対する感受性の亢進と代謝・排泄の低下があるため、特有の問題がより生じやすくなります。

### ◆筋弛緩作用による転倒のリスク

　眠気をもたらす薬ですが、筋弛緩作用もあるため、筋力が低下している高齢者では問題が生じます。とくに骨粗鬆症や認知症の患者さんは、サルコペニア(加齢性筋肉減少症)を合併していることが多いので要注意です。たとえば意識がもうろうとしている状態でトイレに行こうとしてバランスが崩れそうになったとき、薬理作用により末梢レベルでの筋肉のコントロールがうまくできない状態にあるため、すぐに対応できません。筋弛緩作用のためにバランスを保持できず、なかなか体勢を立て直せない、つまり転倒しやすいということです。もちろん、転倒から骨折のおそれもあります。

### ◆依存のリスク

　不眠を訴える高齢者によく使われる薬の1つに、エチゾラム(デパス®)があります。これは本来、ベンゾジアゼピン系の抗不安薬で、例えば不安神経症の患者さんが緊張しそうな時に服用します。作用時間が短い(2～5時間)ので、薬効が切れてくると不安症状が再び現れ、また服用するという、依存を起こしやすい薬でもあります。

　また、筋弛緩作用により肩こりや腰が張っているような状態にも効果があるため、腰痛や関節痛のある高齢者がこれを服用すると、同様に依存症状が起こりやすくなります。ブロチゾラム(レンドルミン®)もエチゾラムほどではありませんが、同様の作用があります。

> **与薬の前に睡眠状態を観察したか**
>
> 　ある日の夕方、86歳の患者さんが緊急入院しました。夜勤で大忙しのA看護師ですが、「ベンゾジアゼピン系は転倒リスクあるから」と持参してきたトリアゾラム(ハルシオン®)を投与せず、患者さんの様子を観察することにしました。
>
> 　実は眠れないときのお守りがわりに、飲みなれた睡眠薬を持参してくる高齢者がいます。「いつも飲んでいるから飲んでもらおう」と判断する看護師と、「本当に必要なのかな。睡眠状況をみてからにしよう」「入院して環境も変わったから、いろいろとリスクが高いし」と介入を試みようとする看護師に分かれると思います。
>
> 　A看護師は患者さんの睡眠状況を観察して、薬がなくても朝まで眠れていたことを記録に残していました。その記録を読んだ病棟薬剤師がさらにアセスメントし、医師に睡眠薬の中止もしくはベンゾジアゼピン系以外の睡眠薬への変更を依頼しました。

> **退院後の生活を見すえたアセスメントをした**
>
> 　高齢者の入院時には、手術や肺炎のため経口摂取が禁止となり、「内服薬中止」が指示されることも多く、以前から内服していた睡眠薬も中止になることがあります。他の薬もそうですが、通常、医師は循環器系や血糖値に関係する薬以外の内服薬を中止し、必要な薬剤を注射薬で処方しています。
> 　治療により回復してきたとき、「本当に睡眠薬が必要か」「家でよく転倒していたと家族が話していたけど、薬の影響はなかっただろうか」と、生活と薬の関係をアセスメントすることは看護師の大切な役目です。
> 　もし、転倒による骨折で入院してきた患者さんが病棟にいたら、持参薬を確認して「これが転倒の原因になっているかも！」とアセスメントしてほしいのです。
> 　順調にリハビリが進み、退院になったとしても、転倒の原因の1つである薬剤の内服が継続されれば、再び転倒し、骨折する可能性があります。看護師だからこそ生活の中での薬剤の影響をアセスメントし、介入することで、転倒予防につなげることができます。「今」だけではなくその先をみすえた、予防的な看護を提供することが高齢者看護において大切な視点です。

◆ 認知機能が低下するリスク

　もう1つの問題は、認知機能に影響を及ぼすことです。睡眠薬は中枢神経の活動を抑えるので、とくに作用時間が長いものは1日中患者さんをぼーっとした状態にとどめることになります。認知機能を低下させるように作用する、せん妄のリスクがあることから、『高齢者の安全な薬物療法ガイドライン2015』ではベンゾジアゼピン系の睡眠薬・抗不安薬の使用は可能な限り控え、長時間作用型は使うべきでないとしています。

　睡眠薬を漫然と長期にわたって使うことは、認知症になりかけている高齢者を認知症にするリスクがあります。

## 非ベンゾジアゼピン系の超短時間作用型の睡眠薬が適している

◆ Z-drug3種が主流

　事例で使われたブロチゾラム（レンドルミン®）は、国内でよく使われてきたベンゾジアゼピン系の薬で、従来型とはいえ比較的最近のものです。半減期は7時間ですが、それよりも古い薬では半減期がさらに長くなります。

　睡眠薬は半減期の長さによって超短時間作用型、短時間作用型、中間作用型、長時間作用型に分けられます（表1）。高齢者の一般的な睡眠時間を考えると、ブロチゾラムのような半減期7時間の薬は短時間作用型とはいうものの、本質的に長過ぎます。

　不眠時によく使われる抗不安薬エチゾラム（デパス®）に、依存性の問題があることは

前述したとおりです。高齢者に睡眠薬としてエチゾラムを使う場合、作用時間が短い点はよいのですが、ベンゾジアゼピン系なので依存だけでなく、せん妄も起こしやすい(p.036)という問題があります。

約35年前に出たトリアゾラム（ハルシオン®）は超短時間作用型で、半減期は3時間ほどですが、ベンゾジアゼピン系なので、高齢者では同様の問題があります。

非ベンゾジアゼピン系の超短時間作用型にゾルピデム（マイスリー®）、ゾピクロン（アモバン®）、エスゾピクロン（ルネスタ®）があり、なかでもゾルピデムは半減期が最も短い約2時間です。高齢者への処方は、現在、超短時間作用型のZ-drugと呼ばれるこの3種類が主流です。

### ◆非ベンゾジアゼピン系であっても、夜間には転倒のリスクあり

以上のことから、高齢者には非ベンゾジアゼピン系で超短時間作用型の睡眠薬が安全と考えられています。それでも院内での転倒や骨折のリスクをゼロにすることはできません。夜中の2時にトイレに行くこともあるでしょう。入院中なのでトイレの場所がわからない、看護師が来るまで待てない、などの事情から転んでしまう、ベッドから落ちてしまうということが起こりえます。超短時間作用型の非ベンゾジアゼピン系の薬でも、夜間薬が効いている時間帯には転倒・転落は起きるということを認識しておく必要があります。

**表1　主なベンゾジアゼピン受容体作動薬**

| 区分 | | 一般名（主な商品名） | 半減期（時間） |
|---|---|---|---|
| 非ベンゾジアゼピン系 | 超短時間作用型 | ゾルピデム（マイスリー®）<br>ゾピクロン（アモバン®）　Z-drug<br>エスゾピクロン（ルネスタ®） | 1.78〜2.30<br>3.9<br>5.08 ± 1.62 |
| ベンゾジアゼピン系 | 超短時間作用型 | トリアゾラム（ハルシオン®） | 2.9 |
| | 短時間作用型 | エチゾラム（デパス®）<br>クロチアゼパム（リーゼ®）<br>ブロチゾラム（レンドルミン®）<br>ロルメタゼパム（エバミール®、ロラメット®）<br>リルマザホン（リスミー®） | 約6<br>約6.3<br>約7<br>約10<br>10.5 |
| | 中間作用型 | アルプラゾラム（ソラナックス®、コンスタン®）<br>ロラゼパム（ワイパックス®）<br>フルニトラゼパム（サイレース®、ロヒプノール®）<br>エスタゾラム（ユーロジン®）<br>ニトラゼパム（ベンザリン®、ネルボン®） | 約14<br>約12<br>21.2 ± 4.90<br>約24<br>21.2 ± 4.90 |
| | 長時間作用型 | クアゼパム（ドラール®） | 36.6 |

> **これだけはしておきたい！**
>
> 🚩 **身体的苦痛を取り除く**
> 🚩 **眠れないだけなら、なるべく睡眠薬を使わない**
> 🚩 **夜間は「休んでいればいい」の考え方で対応する**
> 　◆日中の生活に問題が出るようなら、薬物療法を検討する
> 🚩 **問題の多い古いタイプの睡眠薬は変更・中止を提案する**
> 　◆患者さんが薬をやめるきっかけを作る
> 　◆より安全な睡眠薬を提案する
> 　◆事前に減量・中止の指示や頓服薬の指示をもらう
> 🚩 **誰でも対応できる不眠時の指示にしていく**
> 🚩 **患者さん自らが「大丈夫だ」と思えるまで待つ**

## 🚩 身体的苦痛を取り除く

　事例の患者さんからナースコールがあったとき、「なぜ眠れないのかな……」と考えることができれば、眠れない理由をもう少し突っ込んで聞くことができました。また、それが毎晩繰り返されていたのであれば、担当医に報告して、鎮痛薬などの処方も含めた対応を検討してもらうこともできたでしょう。夜間の疼痛時にアセトアミノフェン(カロナール®)といった指示が出ていれば、睡眠薬を使わずにすんだかもしれません。

　高齢者の夜間頻尿も、睡眠を妨げる頻度の高い要因です。前立腺肥大や過活動膀胱などへの治療で不眠が改善することもよくみられます。身体的な苦痛に、まずは目を向けてみましょう。

## 🚩 眠れないだけなら、なるべく睡眠薬を使わない

　睡眠は日常生活とも関係し、早寝が問題となるケースが多くあります。高齢者の睡眠時間は5時間くらいですから、夜7時頃から寝てしまえば12時半、1時には目覚めてしまいます。「こんな夜中に目が覚めて、これは困った」「寝なければ」と、睡眠薬を服用するという図式が出来上がります。また、そうなりたくないから睡眠薬を最初から飲んで寝る、夜中に目が覚めたので継ぎ足しで飲むという高齢者もいます。

　入院中は、消灯時間が21時と家庭より一般に早くなります。高齢者の場合、その時

間で寝てしまうので、痛みやトイレなどに関係なくとも、夜中に目が覚めるわけです。

不眠と不眠症は異なります。不眠症の診断基準では、①睡眠の質やその維持に関する訴えがある、②睡眠不足ではない、③不眠の訴えとともに、日中、何らかの障害があることです。

この基準におけるポイントは、仕事ができないなど昼間の活動に影響が生じる場合です。高齢者では普段の活動量もそれほど高くないので、3〜4時間の睡眠でも日中の必要な活動は十分できます。よって、その状態は不眠症ではありません。

入院中の高齢者が夜、眠れていなくても、本人がそれに伴う日中の苦痛や障害をはっきり訴えない限りは、それは不眠症ではありません。患者さんに「夜、眠れない」と言われても、なるべく睡眠薬は使わない。少なくとも、夜間に睡眠薬を頻回に投与しないことです。

事例では睡眠薬の選択にも問題がありましたが、たとえ少量の非ベンゾジアゼピン系睡眠薬であっても、転倒が起きた可能性はあります。

### 入院前の生活を把握しているか

患者さんは入院前にどのような生活をされていた方なのか、把握できていますか。入院時の問診で尋ねたADLや既往歴、生活状況を、ケアに活かしていますか。私は患者さんとお会いしたときに、その方の暮らしぶりを想像（ときに妄想）します。そしてできるだけ、こちらが暮らしぶりに添えることはないかと探ります。

高齢者にとって一時的でも長年の生活スタイルを変更することは、私たちが想像する以上に負担となります。入院生活では6時起床、21時消灯、8時・12時・18時に食事という生活をいわば強いることになります。強制されることをとくに苦手とするのが認知症の患者さんです。

### 薬で生活のリズムを崩していないか

どうしても睡眠薬が必要な場合、どの時間帯に投与するとよいのでしょうか。24時を過ぎてから内服し、朝は起きられず、昼になっても起きられず、午後にやっと起きるという高齢者をよく目にします。

薬効を理解せずに睡眠薬を投与することで、昼夜逆転を作り出しているにもかかわらず、「患者さんが寝ないのでなんとかして」と相談してしまっていないでしょうか。

苦慮するケースもありますが、患者さんの生活リズムを崩している原因が、私たち看護師にあるかもしれません。

## 🚩 夜間は「休んでいればいい」の考え方で

入院中の高齢者の多くは、ベッドから1人で降りることもままならない状態です。眠れないこと以外の訴えがなければ「無理に寝ようとしないでいい。休んでいればいい」といった考え方で対応し、安易な睡眠薬の処方、投与につながることを回避しましょう。

ただし「眠れない不安」を抱く患者さんもいます。「しばらく起きていれば、また眠くなりますから、大丈夫ですよ」「みなさん、そうやって起きているうちに眠られ

> **看護師の都合で睡眠薬を使っていないか**
>
> 「患者さんが朝4時に起きるので、もっと眠れる薬にしてください」
> これは、認知症ケアチームに所属していたときに、スタッフナースから言われたことです。私は「なぜ起きたらダメなの？ 患者さんはいつも何時に起きていた方かな？」という質問から切り出しました。
> 　農家の方でもともと朝早くから活動されていた患者さんは、早起きが生活習慣です。病院のスケジュールに合わせるのではなく、私たち看護師が患者さんに合わせてケアを組み立てていかなければなりません。
> 　「起床時間前から起きている（のはよくない）」「夜間のナースコールが頻回なので、睡眠薬でしっかり眠ってもらったほうが患者さんのためにも安心」と、私たちの都合でとらえた場合、薬の影響で転倒したりせん妄になったりすることがあります。

ていますよ」など、安心感を与える対応や言葉が大切です。

　また、1週間近くほとんど寝ていないと思われる患者さんでも、実は短時間ですがどこかでぐっすり眠っているものです。実際に、非常に短時間の睡眠やわずかな昼寝で足りてしまう人もいます。安易に睡眠薬で解決しないことです。

### ◆日中の生活に問題が出るようなら、薬物療法を検討する

　一方、眠れていないことにより食欲が低下する、食事がうまく摂れない、ふらついて転倒しそうになるなど、睡眠不足によって日中の生活に問題が生じれば、睡眠薬の使用を含めて薬物療法も検討しなければなりません。たとえば認知症の患者さんが、昼夜逆転して朝ごはんの時間に眠っているようだと、摂食量が低下するだけでなく、無理に食べさせて誤嚥性肺炎を起こしてしまう危険もあります。このような患者さんは、夜、定時に睡眠薬を飲ませてまずは寝かせることも必要になります。その場合でも、超短時間作用型の非ベンゾジアゼピン系薬剤を少量、あるいはラメルテオン（ロゼレム®）かスボレキサント（ベルソムラ®）を選択する必要があります。

## ▶ 問題の多い古いタイプの睡眠薬は変更・中止を提案する

### ◆患者さんが薬をやめるきっかけを作る

　入院時に持参される睡眠薬で多いのが、エスタゾラム（ユーロジン®）、トリアゾラム（ハルシオン®）、エチゾラム（デパス®）の3剤です。これらはベンゾジアゼピン系の古いタイプの睡眠薬で、高齢者には不適切であることは前述のとおりです。それでも使われている理由が2つあります。1つが、「高齢者への睡眠薬の使い方をあまり知らない」「長年使ってきたから」といった、処方する側の問題です。

　もう1つは、患者さんがその睡眠薬を飲み始めたのがかなり昔で、長年安定してい

るので、そのまま使いたいという場合です。とくに睡眠は不安なども関係します。患者さんには「この薬を飲めば眠れる」という安心感があるので、古いタイプの薬を使い続け、処方する側は変更したかったけれど、そのタイミングがなかったというケースがあります。

だからこそ患者さんや家族に「この薬を飲んでいると認知症になりやすいですよ」「筋力も落ちやすいし、転びやすいから、要介護の状態にもなりやすいですよ」と、身体に悪いということをはっきり説明し、処方の中止や変更のきっかけを作ります。そして「これはもう止めましょう」と提案します。

### ◆ より安全な睡眠薬を提案する

入院中ならば不眠時の指示として、その日だけでも睡眠薬を処方できるので、入院を機に1度中止を試みるべきです。ただし、エスタゾラム、トリアゾラム、エチゾラムは依存性がかなり強いので、これらを長期服用してきた患者さんの場合、すぐに中止することはできません。中止した途端、眠れなくなることがあるので、別の安全な薬に置き換えます。高齢者にはメラトニン受容体作動薬、オレキシン受容体拮抗薬、超短時間作用型の非ベンゾジアゼピン系から選ばれることが多いようです。

医師は、まず患者さんに「一回やめてみましょう。もし眠れなければより安全な、問題の少ない睡眠薬を出しておきます。でも、それも飲まないほうがいいのですよ。ぼーっとしたり転びやすくなったりしますから」と説明しておきます。そして不眠時の指示として、頓服でゾルピデム(マイスリー®)やエスゾピクロン(ルネスタ®)といった非ベンゾジアゼピン系の超短時間作用型のものや、新しいタイプのラメルテオン(ロゼレム®)、スボレキサント(ベルソムラ®)などを処方します。

入院中に薬を変更しても退院後に元に戻ってしまう患者さんもいます。「それでも飲み続けたいですか」くらいに強気に出ないと、薬の変更に同意しない患者さんや家族もいます。一度に薬を切ることは、かなり難しいものです。

---

#### より安心・安全な睡眠薬か

診療科により違いはあるでしょうが、不眠時の指示に数種類の薬が記載されていることがあります。夜勤でいざ薬が必要なときに、どれを使用したらよいのか、判断に困ったことはありませんか。

このようなケースでは、まず**本当に睡眠薬が必要なのか**を検討します。次に必要ならば何を選択すべきか考えます。

指示薬の中にベンゾジアゼピン系の薬剤があれば、安全のためにそれは使わない。次に、作用時間(半減期)が最も短いものはどれか。そうやって絞っていけば、どの薬がベターなのか判断できるでしょう。

また、投与後、トイレに行く際の歩行にふらつきはないか、翌日もウトウトしていないかなど、薬の影響を確認することも忘れないでください。また、異変だけでなく、効き方はどうだったかなど、薬の反応もおさえておきます。

処方するのは医師ですが、実際に薬を投与するのは看護師です。責任を持って投与後の患者さんの状態を観察しましょう。

#### ◆事前に減量・中止の指示や頓服薬の指示をもらう

　スムーズに睡眠薬の中止や変更ができない場合、たとえば2種類の睡眠薬を服用している患者さんには1種類だけ残すなど、段階的に減量する、服用間隔をあけるなどの方法を取り入れます。1日おきの服用は割と難しいと感じているので、私は段階的に減らす、あるいは一度すべて中止し、頓服薬で対応する方法をとっています。具体的にはメラトニン受容体作動薬など問題が少ない睡眠薬をベースにし、超短時間作用型の非ベンゾジアゼピン系薬剤といった切れ味のいい薬を少量、頓服薬として処方するというものです。

　このような方法で、古いタイプの睡眠薬を中止できるケースがかなりあります。ですから、患者さんの状態をアセスメントし、前もって医師に「こんな時は睡眠薬を減らしていい・中止していい」といった減量や中止の指示、頓服薬の指示をもらっておくとよいでしょう。

## 誰にでも対応できる不眠時の指示にしていく

　患者さんに起こりうる状態は何をもって異常とするのか、病状によって明確に示している施設や病棟があります。肺炎で熱がある患者さんには「38.5℃以上になったら消炎鎮痛薬を○錠」と、具体的な状態に対して必要な薬を、医師は出せる範囲で指示しています。脳梗塞で入院していれば、血圧に対応して「降圧薬を△△錠」と指示を出すこともあります。

　異常時の指示には、看護師に「これ以上は異常なんだ」というところに気づいてほしい、逆に「このくらいまでは様子をみてかまわない」という意味が含まれています。ですから事例の「不眠時の指示」にも、もう少し厳密な指示が出されていたら、経験の浅い看護師も対応しやすかったと思います。ただ、簡単な指示だと困る場合もあるでしょうし、前述のように不眠の訴えと不眠症は違ったりと、判断が難しいこともあります。たとえばフローチャートのような、もう少し細かい指示を医師らに依頼することも必要でしょう。どの薬をどれくらい使うのか、こういう状態、こんな患者さんにはこのようにと、要所をおさえた指示があれば、新人ナースも夜勤で困ることはないでしょう。

# 患者さん自らが「大丈夫だ」と思えるまで待つ

　急性期病院で入院中に睡眠薬を完全に中止することは、期間が短いゆえに困難なのが現状です。抗うつ薬や睡眠薬のために転倒しやすくなっていた患者さんを、半年くらいかけて中止にもっていった経験があります。依存という問題もあるので睡眠薬の中止は、そのくらい時間をかけたほうが実は安全ということです。

　無理して睡眠薬を一度に中止しても、「やはり飲まないと眠れない」となると、患者さんは二度とやめようとは思わないでしょうし、協力も得られなくなります。

　私が外来で実践している方法を紹介しましょう。

　「この薬を寝る前に1錠にしたほうがいいと思うけど、Kさんはどう思いますか」と、まず患者さんに意見を聞きます。「やってみませんか」ともちかけるのではなくて、「できるでしょうか、Kさん」と尋ねるのです。

　患者さんが「大丈夫だと思います」と返してくれれば、「じゃ、やってみましょうか」と言うことができ、中止に向けスタートが切れます。もともと依存しやすい睡眠薬を断ち切るには、患者さん自ら「大丈夫だ」と思えることで、初めて中止することが可能となります。

　失敗すれば元に戻りますし、後退することすらある薬の変更・中止は、「ちょっと不安だったら、もう一回このまま様子をみましょう」と待つことも必要です。そうやって着実に進めていくことが大事です。

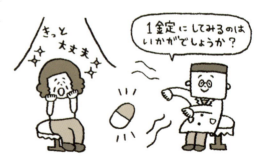

### ワンポイントアドバイス

#### GABAとベンゾジアゼピン受容体

　GABAはγ-アミノ酪酸（Gamma Amino Butyric Acid）の略語で、主に脳内で神経伝達物質として働きます。GABA受容体は複雑な構造をしており、様々なサブタイプがありますが、詳細はまだ研究の途上です。ベンゾジアゼピンはベンゾジアゼピン受容体とも呼ばれるGABA_A受容体に結合して催眠、鎮静作用を発揮しますが、ペントバルビタールなどの古典的な睡眠薬および非ベンゾジアゼピン系もGABA_A受容体に結合して作用します。ベンゾジアゼピン受容体はω1～3に分類され、脳内にはω1とω2が存在し、ω1は催眠、ω2は鎮静と筋弛緩に働きます。そのため、ふらつきや転倒のリスクにつながるのです。

# FAQ

## Q1　睡眠薬の追加はありですか？

　睡眠薬を追加するという考え方よりも、現在服用している古くて問題を起こしやすいタイプの薬を中止して、より安全、安心なものに切り替えていくという考え方にシフトしていきましょう。

　原則として睡眠薬の複数使用は避けなければいけません。2〜3種類飲んでいる場合、1種類だけ残しておけば、実は多くの患者さんは眠れます。入院中にまず1種類にしてみます。患者さんが「眠れる」と言えば、すべてやめることも可能です。または1種類を中止してしばらく様子をみて、それで大丈夫なら残りも中止できるでしょう。入院すると環境が変わって眠れなくなる患者さんがいる一方で、家事や家族との人間関係から解放されて睡眠薬が不要になる高齢者も結構いるものです。

　睡眠薬が3種類も処方されている場合、そこに至った経緯があるはずです。退院までにゼロにするのは可能性として厳しいので、まずはその経緯を知ることから始めましょう。

　また、ある意味で追加ですが、じんわり効くのが特徴の新しいタイプの睡眠薬を頓服薬として処方することはありえます。

## Q2　市販の睡眠改善薬について教えてください

　市販されている睡眠改善薬（ドリエル®など）は、抗ヒスタミン作用をもつジフェンヒドラミンを成分としたOTC医薬品です。詳細は次のp.068「5.抗コリン作用のある薬」に譲りますが、市販されているとはいえ、抗ヒスタミン薬は高齢者が使うべき薬ではないことは確かです。ジフェンヒドラミンは抗ヒスタミン作用だけでなく、抗コリン作用、鎮静作用もあり、抗アレルギー薬、花粉症の薬、乗り物酔い防止の薬などにも同様の成分が含まれています。

　入院時、持参薬の中にそのようなものがないか、服用していないかを確認してください。もし使用していたら、この機会に止める方向にもっていきます。

　OTC医薬品の睡眠改善薬を服用するような患者さんは、例えば、「早朝に出かけなければならないから、飲んでさっさと寝よう」といった状況で使われるのでしょう。

　しかしOTC医薬品でも高齢者が飲めば、朝まで作用が残ります。通院しているなら、むしろもう少し安心・安全な睡眠薬を頓服として処方してもらえるよう話をしてみま

しょう。

## Q3 薬に頼らない不眠症対策を教えてください。

　睡眠、食事、運動の習慣が大切です。なぜならば、朝起きて、ごはんを食べるということが朝の目覚ましになり、逆にそのことが日中のリズムの起点になるからです。

　ただし、昼食や夕食の後は眠くなります。昼食後、30分と時間を限って昼寝するのはいいのですが、寝過ぎれば夜、眠れなくなります。高齢者の場合、一般的に睡眠不足の状態ですから、1～2時間寝てしまうことがあります。昼寝をするのであれば、目覚まし時計の使用などを勧めるとよいでしょう。

　運動についても同様で、朝起きたらカーテンを開けて光を入れる、ちょっと外に出て日光を浴びるなど、明るい場所に行く習慣をもつことが大切です。朝、日光を浴びることでメラトニンの分泌が促され、夜によく眠れるようになるといわれています。

　健康な人でも座り仕事や立ち仕事の後は、足に水分がたまりむくみます。帰宅後そのまま横になると、たまっていた水分が心臓に戻って足のむくみは改善します。しかしそれを尿として排出するので、夜間トイレに行きたくなり目が覚めます。これは高齢者も同じです。夜間トイレに起きると、当然、睡眠を妨げることにもなり、夜間頻尿プラス中途覚醒となります。

　このようなことを防ぐためにも、夕方の散歩などを勧めます。午後～夕方にかけての軽い運動により、足にたまった水分が寝る前の起きている間に身体から出ていくからです。

　入院中に、夜間「眠れないから薬を」という患者さんには、不眠と不眠症は違うこと、今の状況は不眠の段階で誰にでもあり、誰もが薬を使っているわけではないことを、折を見てきちんと説明することも必要です。そして、前述したような習慣を取り入れられるように、はたらきかけていきましょう。

## Q4 イレウスで不眠の患者さんにアタラックス-P®を投与していいですか?

　NGです。ヒドロキシジン(アタラックス-P®)は抗コリン作用のある抗不安薬です(p.068)。患者さんがイレウスなのに、さらに腸を動かなくする薬を不眠時の指示薬として出すことは、睡眠薬の使い方を医師があまり知らない可能性があります。

　次々と新しい薬が発売されますし、考え方もどんどん変わっていきます。総合病院なら看護部と薬剤部が手を組んで、精神科などの専門医に相談をし、最新の情報を取り入れた睡眠薬の使用に関するシステムを作っていく方法もあります。それを院内に周知・徹底して実践していけるといいですね。

## COLUMN

### ■ ブロチゾラムの盲点（Dr. 秋下）

　ブロチゾラム（レンドルミン®）は、短時間作用型のベンゾジアゼピン受容体作動薬に位置づけられます。これは海外の製薬会社でつくられた薬ですが、販売は日本国内のみです。そのため国内では薬の副作用情報を取り上げていますが、英語論文になりにくいため、転倒を起こしやすい睡眠薬を医師が文献検索しても、出てくるのはトリアゾラム（ハルシオン®）やエチゾラム（デパス®）などで、ブロチゾラムは上がってこないのです。そんな背景もあり、一般に医療者がブロチゾラムのリスクをあまり認識していませんでした。

　私が所属する病院でも少し前までは、不眠時の頓服使用としてブロチゾラムがよく使用されていました。しかし最近は、超短時間型で非ベンゾジアゼピン系のゾルピデム（マイスリー®）やエスゾピクロン（ルネスタ®）、新しいタイプのラメルテオン（ロゼレム®）やスボレキサント（ベルソムラ®）にシフトしています。

### ■ 転倒を減らすためのある病院の取り組み（Dr. 秋下）

　日本国内のデータとして、院内の睡眠薬の服用状況を調べた報告があります[1]。院内で転倒を起こした患者さんが服用していた薬の中で、いちばん多かったのがブロチゾラム（レンドルミン®）でした。次がフルニトラゼパム（ロヒプノール®）で、両者ともにベンゾジアゼピン系の睡眠薬です。

　院内での転倒を減らすことが目的で、睡眠薬の服薬状況との関係を調査したとのこと。これらのデータをもとに、「レンドルミン®を服用している患者さんの転倒リスクはマイスリー®の4倍、高齢者では半減期が3〜4倍に延長するから、使用を避けましょう」と電子カルテの画面に表示する試みをしたところ、レンドルミン®の使用が半分以下に減ったそうです。使用の減少とともに転倒も減ったと調査報告は締めくくっています[1]。院内の取り組みとして素晴らしいですよね。

**参考文献**
1) 大谷道輝，菊池哲也，大沢幸嗣，他：転倒事故に及ぼす睡眠薬の選択の影響とその防止策——医療安全対策における薬剤師の役割，医療薬学，37(4)：253-260，2011

## COLUMN

### ■ 習慣性のあるベンゾジアゼピン系睡眠薬は変更しにくい（Ph. 早瀬）

　当院では高齢者へのベンゾジアゼピン系睡眠薬の使用を減らすため、認知症ケアチーム[※1]が不眠時の薬を非ベンゾジアゼピン系睡眠薬へ統一化し、医師・看護師へ薬剤による転倒やせん妄のリスクを回避する啓蒙活動をしています。それに加えて、病棟薬剤師が医師に、ベンゾジアゼピン系睡眠薬からスボレキサント（ベルソムラ®）やエスゾピクロン（ルネスタ®）など（非ベンゾジアゼピン系睡眠薬）への変更を積極的に提案しています。そして患者さんと相談し納得されれば、睡眠薬を変更します。

　しかし、ベンゾジアゼピン系睡眠薬の中でも効果発現が速く、作用時間の短い薬は、「よく眠れた」と患者さんが実感しやすいために、これを「飲まないと眠れない」という習慣性が強めてしまう薬でもあります。ベンゾジアゼピン系睡眠薬の急な中止・変更は、患者さんの不安や不眠を強くすることがあり、短い入院期間という急性期病院特有の状況の中で一朝一夕には進まないことも経験します。

　ある患者さんは、薬剤師がベンゾジアゼピン系睡眠薬の副作用を説明し、納得したうえで睡眠薬を変更しました。ところが数日後「あの薬がないと眠れない。睡眠薬を元に戻して」と薬剤師に連日訴えてくるようになりました。夜間に「どうして前に飲んでいた薬がもらえないんだ」と看護師に詰め寄ることもあったそうです。

　このような状態になると、患者さんのためを思って変更していることを話しても、患者さんは耳を傾けてくれません。ではどうしたらいいのでしょうか。

　やはりここは医師、看護師、薬剤師が一緒になって、状況別の対応策を検討することが必要だと思うのです。まずは、患者さんの気持ちを傾聴し、見守ること。落ち着いたところで医師・薬剤師から再度、薬の説明をする。それでも不眠が続けば、代わりに追加できる睡眠薬の指示を受けておくことも必要かもしれません。

　ただ、入院中に非ベンゾジアゼピン系睡眠薬に変更しても、ベンゾジアゼピン系睡眠薬に対する依存が強い患者さんは、退院後、かかりつけ医で元の薬を希望し処方されてしまう可能性があります。それを防ぐには、退院時に医師・薬剤師からかかりつけ医へ薬剤変更について情報提供し、お互いに情報共有することが欠かせません。

※1　当院の認知症ケアチームは、神経内科医師、精神科医師、看護師（認知症看護の研修を受けた看護師を含む）、薬剤師、医療ソーシャルワーカー、理学療法士で構成され、チームで認知症の患者さんを支援しています。

### ■ 高齢入院患者の有害作用発現率は6〜15%（Ph. 早瀬）

　私が勤務している病院の救命救急センターはER型救急のため、1〜3次救急の患者を受け入れています。

　当院の救命救急病棟では、救急外来からの緊急入院の約半数が75歳以上の高齢者で

す（2011～2013年）。緊急入院してきた高齢患者の状況は当然、普段と大きく異なり、その症状は様々です。そんなときに、普段内服している薬をそのまま内服することができるでしょうか？

例えば、意識レベルの低下があれば、そもそも錠剤の内服もできません。肝・腎障害が生じていれば、それは薬剤の副作用かもしれません。高齢者にとっては、どんな薬もそのようなリスクを考えなければなりません。高齢入院患者の有害作用発現率は6～15％であるという報告もあります[2]。

そのため、緊急入院時は治療が優先され、入院後継続する薬剤は必要最小限になります。症状安定後に中止薬を再開する際には、内服薬を整理し、不要な薬は引き続き中止していくことが望ましいでしょう。

看護師の方にも薬のリスクを認識していただき、この機会にぜひ薬剤師・医師と連携を図っていただきたいです。緊急入院の時こそ、投薬内容を見直し、整理することが可能であり、チームで取り組むことが必要です。

**参考文献**
2) 秋下雅弘ほか：大学病院老年科における薬物有害作用の実態調査, 日老医誌, 41, 303-306, 2004

### ■ 物忘れ外来、まずは薬による影響を除外する（Ns. 長瀬）

85歳の男性が認知症の疑いで、物忘れ外来を受診して来られました。長年、エスタゾラム（ユーロジン®）とブロチゾラム（レンドルミン®）を内服していたとのこと。1か月かけて睡眠薬を変更したところ、来院時21/30だったMMSE[※2]が29/30になり驚いたことがあります。

物忘れ外来では、認知機能の低下をアセスメントする際、「まずは薬による影響を除外することから」が鉄則です。

※2 MMSE（Mini Mental State Examination）：米国で、認知機能を簡便に評価する目的で作成された検査。現在では、認知症のスクリーニングテストとして日本においても広く用いられている。内容は見当識や復唱、計算、指示に従うこと、文章作成、図形の模写など11項目より構成され、満点は30点。

## 5 抗コリン作用のある薬
予期せぬところで全身の不調を招く

▶ 事例

> 80歳代男性、腹痛でERを受診しました。
> 「おしっこが出ない！」と大叫びです。前立腺肥大症の影響が考えられます。
>
> 腹部をみると、下腹部が膨隆しています。エコーでも尿が溜まっているのが明らかなため、導尿を実施したところ、あっというまに1,000mLの流出。
> 尿が出てからは腹痛もなくなり、穏やかになられました。
>
> 看護師が患者さんに尋ねました。
> 「最近、新たに薬を飲んだりしましたか」
> 「……」
> 「風邪、引いたりしていますか」
> 「あ、そういえば、風邪気味で薬(総合感冒薬)飲んだなー」

［事例提供：Ns.長瀬］　前立腺肥大症に認められる排尿症状は、前立腺の腫大に伴う機械的閉塞と平滑筋の変化による機能的閉塞を主な原因とします。しかし実は、抗コリン作用をもつ薬によって生じる場合もあるのです。この患者さんもどうやら薬が原因で尿閉を起こしたようなのですが、いったいどの薬が関係し、なぜ尿閉が起きたのでしょうか。
　「抗コリン作用」をキーワードに解説していきます。

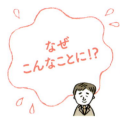

　抗コリン作用をもつ薬は、さまざまな領域の疾患に幅広く使われています。たとえば、抗不整脈薬、向精神薬、過活動膀胱治療薬、抗ヒスタミン薬、鎮痙薬などです。どれも1つひとつは小さな抗コリン作用ですが、薬物有害事象は抗コリン作用の積み重ねで起きます。そこが一番の盲点であり、多剤服用の傾向のある高齢者ではまさにポリファーマシー(p.002)と絡んでくる問題です。

　前立腺肥大症の患者さんに抗コリン作用のある薬を処方すると、いきなり尿閉になることはよくあります。事例の患者さんは、比較的強い抗コリン作用をもつ成分を含む総合感冒薬が原因だった可能性があります。

　また、前立腺肥大症には過活動膀胱が合併することが多く、頻尿の高齢者によくみられます。「頻尿で困る」という患者さんの訴えに、抗コリン作用をもつ過活動膀胱治療薬が処方され、すでに服用していた可能性も考えられます。そこに風邪薬の併用によって抗コリン作用が強く出て、尿閉になった可能性が考えられます。

　積み木遊びを思い出してみてください。積み木を重ねるごとに、バランスをとることは難しくなっていきます。そして、最後の積み木1つを載せたら、ガラガラっと崩れてしまった経験があると思います。抗コリン作用にもこれと似たような面があります。事例では、比較的抗コリン作用の強いとされる風邪薬が最後の積み木1つだったわけですが、花粉症の薬がそれにとって代わることもあります。

　事例の会話からは、風邪薬以外に飲んでいる薬が出てきませんでしたが、他にどのような薬を飲んでいたのか、もう少し詳しく調べてみる必要があります。

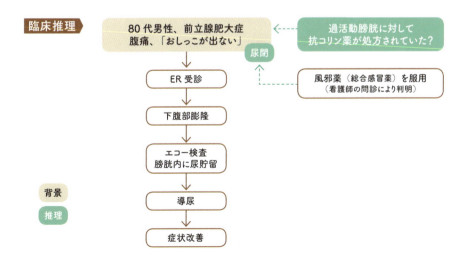

> ## これだけは知っておきたい！
>
> ▶ **抗コリン作用のメカニズム**
>   ◆「抗コリン」とはアセチルコリンの働きをブロックすること
>   ◆抗コリン作用による尿閉が起こる
>
> ▶ **抗コリン作用による有害事象**
>   ◆抗コリン薬は認知機能を低下させる
>   ◆抗コリン作用のある薬で口渇、排尿障害、便秘が生じる
>
> ▶ **抗コリン作用のあるOTC医薬品**
>   ◆抗ヒスタミン薬は抗コリン作用をもつ
>   ◆高齢者では市販の抗ヒスタミン薬でも有害事象を起こす
>
> ▶ **加齢による薬物動態と薬力学の変化**
>   ◆臓器や体組成の変化により薬物の血中濃度が上がりやすい
>   ◆薬物に対する感受性が変化する
>   ◆薬物の受容体の発現数とシグナルが低下するものがある
>   ◆感受性は予備能の変化にも影響される

## ▶ 抗コリン作用のメカニズム

### ◆「抗コリン」とはアセチルコリンの働きをブロックすること

　抗コリン作用を理解するうえでキーになるのが、神経伝達物質であるアセチルコリン[※1]です。アセチルコリンの受容体は中枢神経系から自律神経系、副交感神経系などに広く分布し、血管や消化管、分泌腺などの標的器官で生理作用を現します。よってアセチルコリンの働きは血管の拡張、心拍数の減少、瞳孔の縮小、記憶、消化管運動の促進や唾液の分泌、発汗、排尿など全身に及びます。

　抗コリン作用の「抗コリン」とは「抗＋アセチルコリン」です。つまりアセチルコリンの働きをブロックすることです[※2]。そしてこのような作用をもつ薬を一般に「抗コリン薬」と呼んでいます。よって、抗コリン薬では、アセチルコリンの働きとは逆の腸管の運動低下による便秘や、腺分泌抑制による口腔内乾燥や口渇が起きます（図1）。

※1　アセチルコリンは神経伝達物質として交感神経節前ニューロン末端、副交感神経節前ニューロン末端、副交感神経節後ニューロン末端から放出されます。
※2　抗コリン作用にはアセチルコリンの「産生」を抑えるタイプと、アセチルコリンの「作用」を抑えるタイプの2つがあります。

◆抗コリン作用による尿閉が起こる

　事例の患者さんに起きた尿閉も、同じ理由からです。通常、膀胱に尿がたまると、アセチルコリンの働きにより膀胱の平滑筋が収縮して尿を出します。高齢の男性では、加齢により膀胱の筋力が低下し、前立腺肥大により尿道が狭くなっているので、すでに尿を出しにくい状態です。そこへ過活動膀胱の治療薬の抗コリン作用が加わると、膀胱の平滑筋の収縮が抑えられてしまい、膀胱はなかなか尿を押し出せず尿閉になるというわけです（図2）。

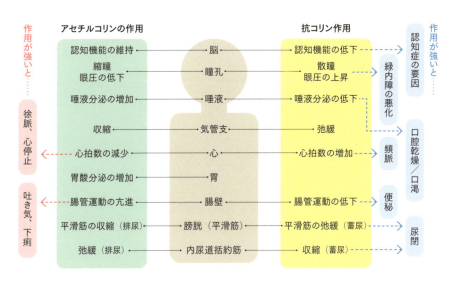

図1　アセチルコリンの作用と抗コリン作用

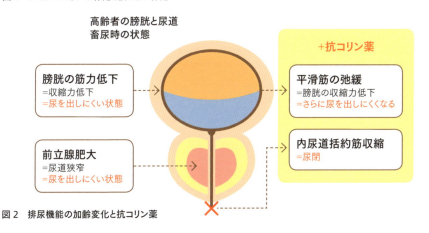

図2　排尿機能の加齢変化と抗コリン薬

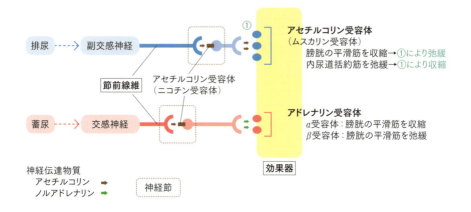

**図3　排尿と蓄尿にかかわる自律神経系の生理作用**
ニコチン受容体は神経節、ムスカリン受容体は末梢組織との接合部に存在して、神経伝達物質が結合し作用することで生理的作用を起こします。
抗コリン薬は図中の①の受容体をブロックするため、本来の排尿とは逆の作用となり尿閉が起きるのです。

　抗コリン薬で女性が尿閉になるというのはごくまれで、高齢の男性に特徴的な現象といえます。
　前立腺肥大症の高齢者に抗コリン作用のある薬を処方すると、それだけで尿閉になることが多いので、前立腺肥大症の過活動膀胱には、尿閉のリスクを回避するため「まず$α_1$遮断薬（受容体サブタイプ選択的$α_1$アドレナリン受容体遮断薬）を出して尿道を拡張してから、抗コリン薬を処方しましょう」というのが、現在の薬物療法の常識です（図3）。

## ▶ 抗コリン薬による有害事象

　抗コリン薬による有害事象として便秘や口腔乾燥、排尿困難などがよくみられ、またせん妄のリスクも高くなります。これらは高齢者がいかにももっていそうな症状（老年症候群、p.012）なので、「年齢のせい」と見過ごしている可能性もあります。薬の服用を中止して症状がなくなれば、それは老化ではなく「薬が原因」ということです。

### ◆抗コリン薬は認知機能を低下させる

　抗コリン薬がせん妄の要因となるだけでなく、認知機能にも影響を及ぼすことが明らかになったのは、実は最近の研究報告からです（p.041）。
　アセチルコリンは記憶や学習機能、つまり認知機能を司っています。アルツハイ

マー型認知症の治療に用いる4種類の薬のうち3種類はコリンエステラーゼ阻害薬［ドネペジル(アリセプト®)、ガランタミン(レミニール®)、リバスチグミン(イクセロン®、リバスタッチ®)］です。これはコリンエステラーゼ(アセチルコリンを分解する酵素)の働きを妨げて、脳内でアセチルコリンを増やしてその働きを高め、認知機能を維持しようとする薬です。

抗コリン作用はその逆に働いてアセチルコリンを減らすので、認知機能障害をもたらすというわけです。認知症の高齢者や認知機能が低下しつつある高齢者に、抗コリン作用のある薬を処方することはできるだけ避けるべきと『高齢者の安全な薬物療法ガイドライン2015』でも記載されています。

> **抗コリン作用とは逆の「認知症治療薬」を理解しているか**
>
> 抗コリン作用とは逆に作用するのが、認知症治療薬になります。高齢者はアセチルコリンが少なくなるため、アセチルコリンが分解されないようにする作用を持つ「コリンエステラーゼ阻害薬」が、認知症の治療薬です。
> 認知症治療薬には内服薬(錠剤・ゼリータイプ)、貼付薬があります。1日1回のものと2回のものがあり、患者さんの生活を考慮して剤形を選択します。体中貼付薬の跡だらけ……などということにならないように、スキンケアにも気をつけたいところです。
> また添付文書には、機械操作や運転は控えるようにとありますので、本人や家族とその点について話し合えるとよいですね。
> 認知症治療薬による副作用は、消化器症状や易怒性がよくいわれていますが、コリン作用によって膀胱が弛緩・収縮しやすくなるために、失禁が多くなるという研究報告もあります。
> また COPD の方に認知症治療薬が投与され、夜間せん妄になってしまったケースもありました。コリン作用によって、気管支が収縮する方に作用したために、呼吸に影響を及ぼしていたのです。

◆ **抗コリン作用のある薬で口渇、排尿障害、便秘が生じる**

加齢とともに増えてくる疾患に不整脈があります。頻脈性の不整脈に使用されるNaチャネル遮断薬［ジソピラミド(リスモダン®)、ピルシカイニド(サンリズム®)］は、心筋の興奮を抑えることで脈をコントロールします。ただしこの薬にも付随的ですが抗コリン作用があります。それにもかかわらずこの作用が前面に出ることがあり、口渇、排尿障害、便秘などといった有害事象が起こります。

## ▶ 抗コリン作用のあるOTC医薬品

OTC医薬品の場合、抗ヒスタミン作用による付随的な作用として、抗コリン作用による有害事象が表面化することもあります。花粉症などによるアレルギー性鼻炎の薬や総合感冒薬には、薬効成分として抗ヒスタミン作用のあるものが含まれており、これが有害事象につながるのです。

◆ 抗ヒスタミン薬は抗コリン作用をもつ

　生理活性物質であるヒスタミンは、ヒスタミン受容体と結合・活性化してシグナルを出し、生理作用を引き起こします。花粉症によるくしゃみはヒスタミン$H_1$受容体、胃酸分泌はヒスタミン$H_2$受容体を介しています。ヒスタミン受容体はほかにもあり、存在する場所がそれぞれ異なります。

　抗ヒスタミン薬の抗コリン作用には他の薬理作用も想定されますが、基本的には**図4**のような直接のアセチルコリンとの競合的拮抗作用です。

◆ 高齢者では市販の抗ヒスタミン薬でも有害事象を起こす

　抗ヒスタミン薬で問題となるのは、抗コリン作用だけではありません。たとえば総合感冒薬や、花粉症などに用いられる抗アレルギー薬のヒスタミン$H_1$受容体拮抗薬（アレグラ®、アレジオン®、クラリチン®）、消化性潰瘍治療薬のヒスタミン$H_2$受容体拮抗薬（ガスター®、ザンタック®）などは、抗コリン作用だけでは説明できない、せん妄を起こすことがあります。

　花粉症の治療薬であるヒスタミン$H_1$受容体拮抗薬は、中枢神経系の抑制作用により、眠気や倦怠感などが現れます。「眠くなりにくい」などの副作用的な面を極力抑えた、新しいタイプの花粉症治療薬（第2世代抗ヒスタミン薬）であれば、尿閉までは起こさないでしょう。しかし古いタイプの抗アレルギー薬（第1世代抗ヒスタミン薬）では抗コ

**ワンポイントアドバイス**

### 認知症治療薬による食欲低下

　認知症治療薬のドネペジル（アリセプト®）の有害事象としてよく起きるのが、吐き気や下痢、食欲低下です。脳内でアセチルコリンが増えることを期待して使うのですが、先に消化管でアセチルコリン作用が出ることがあります。

　そのため消化管が動きすぎて吐き気や下痢が起こり、「気持ち悪い。こんな薬、飲みたくない」と服薬拒否が起きたりするわけです。ポリファーマシーでアルツハイマー型認知症の患者さんの薬を減らしたいとき、この有害事象を逆手にとって、処方されている便秘薬を外すことができます。また、薬によって増えたアセチルコリンの影響で、高度の徐脈や心停止が起きることがあります。アセチルコリンは心臓に対して刺激伝導系を抑え、心拍数を減少させるよう働くため、本来の標的である脳ではなく、心臓に強く出ると危険な有害事象が生じます。とくに徐脈傾向の人や不整脈のある人には、心電図や脈拍の観察に注意が必要です。

**参考文献**
- 日本老年医学会，日本医療研究開発機構研究費・高齢者の薬物治療の安全性に関する研究研究班編：高齢者の安全な薬物療法ガイドライン2015，日本老年医学会，2015

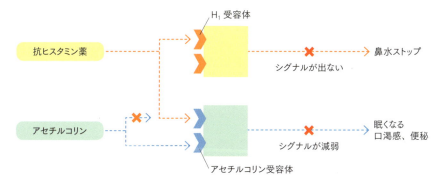

図4　抗ヒスタミン薬の抗コリン作用

---

**ワンポイントアドバイス**

**眠くならない抗ヒスタミン薬がある**

　アレルギー性鼻炎などに使われる抗ヒスタミン薬は、ヒスタミン $H_1$ 受容体に結合することで、$H_1$ 受容体から出る「鼻水を出せ」シグナルを阻止し、症状を抑えます。この薬はアセチルコリン受容体にも結合する（競合的拮抗作用）ため、アセチルコリンは自分の受容体を奪われることになります。よってアセチルコリン受容体の活性化が妨げられ、アセチルコリンによる生理作用まで起こらなくなります（抗コリン作用）。そのために、抗ヒスタミン薬もまた抗コリン作用をもつということになります。
　最近の抗ヒスタミン薬は、アセチルコリン受容体をブロックしないようにつくられているので、眠くなりません。

---

リン作用が強いため、有害事象も起きやすいと考えます。総合感冒薬も同じです。
　一方で、新しいタイプの薬でもまったく有害事象がないわけではありません。高齢者は多病多症候ですから、治療目的が異なるにもかかわらず同じ作用をもつ薬、つまり抗コリン作用のある薬が複数処方されている可能性があります。繰り返しになりますが、単独なら抗コリン作用は小さいけれど、積み重なることで抗コリン作用は強く出ます。さらに加齢による薬物に対する感受性の変化もあるため、そこに抗コリン作用のあるOTC医薬品が加われば、事例のような薬物有害事象が起こりえます。市販の「以前飲んだことがある」薬でも、高齢者では注意が必要なのです。

## 加齢よる薬物動態と薬力学の変化

　今回の事例を薬物動態／薬力学（PK/PD）理論からみると、「加齢による薬力学の変

化」に反応して、効きすぎてしまったケースです。

### ◆ 臓器や体組成の変化により薬物の血中濃度が上がりやすい

　薬物動態の問題として、高齢者では臓器や体組成の加齢変化(p.010)によって薬物の血中濃度が上がりやすくなっていることは前述しました。そのため若い頃に飲んでいた薬を当時と同じ用量で服用し続けると、あるとき薬物中毒のようになります。

### ◆ 薬物に対する感受性が変化する

　一方、薬力学の問題では、加齢によって薬物に対する感受性(薬力学)が亢進するものと低下するものがあり、効果の出方に影響を与えます。例えばベンゾジアゼピン系の中枢神経抑制薬や抗コリン薬では感受性が亢進し、その結果、それらの薬では主作用も副作用も出やすくなります。一方、β遮断薬やβ刺激薬などは感受性が低下し、十分な薬効が得られない、ということが起きます。

### ◆ 薬物の受容体の発現数とシグナルが低下するものがある

　では、なぜ加齢変化によって感受性が強まったり弱まったりするのでしょうか。それには「受容体とシグナルの変化」が関係します。
　薬物の受容体の発現数は、加齢とともに減少していく場合が多いので、受容体を活性化させる効果を現す「受容体作動薬」は、結合する相手が不足する分、その働きは当然減弱します。
　また受容体の減少に加え、本来の生理的作用により出ているシグナルも加齢により減弱しますので、受容体を活性化させないようにブロックする「受容体拮抗薬」の薬効も一般的に弱くなります。

### ◆ 感受性は予備能の変化にも影響される

　さらに、高齢者ではアセチルコリン分泌能自体が加齢により弱くなっています(予備能の低下)。そこに抗コリン作用のある薬を使えば、受容体をブロックする作用が強く出るため、さらにシグナルが出なくなります。たとえば、ベンゾジアゼピン系の薬で筋力が低下しやすい、抗コリン薬で便秘が起こりやすいなど、潜在的に"すでにそういう状態にあること"が大きく影響するということです。

\*

　いずれにしても受容体数が減る、受容体からのシグナルが低下する、その作用(反応)も低下していることが多い、つまり「感受性が通常(想定)とは違う」というのが、一般的な薬力学における加齢変化です。

**ワンポイントアドバイス**

### 作動薬と拮抗薬

　薬には、受容体を標的として作用を表すタイプや、伝達物質（ホルモンや神経伝達物質などの生理活性物質）の合成・分解にかかわる酵素を標的として薬効を現すものがあります。前者は作動薬（アゴニスト）と拮抗薬（アンタゴニスト）に分かれます。

　作動薬は受容体と結合して受容体を活性化させ、ホルモンや神経伝達物質などが結合したときと同様の生理作用を起こします。一方、拮抗薬は遮断薬（ブロッカー）ともいい、その生理作用が起こらないように働きます。伝達物質の代わりに受容体に結合したり、伝達物質が受容体に結合できないよう受容体の構造を変化させたりして、受容体の活性化を邪魔することで、薬効を発揮します。

> **これだけはしておきたい！**
> 
> ▷ 抗コリン作用のある薬はなるべく使わない
>   ◆抗コリン作用のある薬の重複を避ける
>   ◆疾患の経過、症状の変化に合った薬か見極める
> ▷ 口渇や便秘、排尿困難などの訴えと抗コリン薬との関連を疑う
> ▷ 抗コリン作用のあるOTC医薬品を服用していないか確認する

## ▷ 抗コリン作用のある薬はなるべく使わない

　抗コリン作用のある薬は高齢者になるべく使わない、つまり処方薬は必ず見直して、止められるものは止めるというのがポイントです。

### ◆抗コリン作用のある薬の重複を避ける

　今回の事例のように尿閉を起こしたならば、過活動膀胱治療薬は当然中止しなければなりません。そして、引き金となった風邪薬も当然中止します。抗コリン作用のある薬はさまざまな治療に使われているので、抗コリン作用が知らぬ間に重なることがあります。

　医師が処方を整理するとき、絶対にはずせない薬があり、それ以外の薬に優先順位をつけていきます。OTC医薬品も含め重複がないか問診などからも確認し、変更できる薬は変えてもらいましょう。

### ◆疾患の経過、症状の変化に合った薬か見極める

　また、疾患の経過を見極めることも、高齢者ではポイントになります。

　たとえば発作性心房細動には不整脈治療薬(リズムコントロール)が必要ですが、慢性心房細動になってしまうと、その薬は意味がなくなります。それでも処方し続けている医師がおり、「前から飲でいるので」と服用し続けている患者さんも意外といます。慢性心房細動の治療は心拍数のコントロール(レートコントロール)が主体です。リズムコントロールのために用いる抗コリン作用のある不整脈薬[ジソピラミド(リスモダン®)、ピルシカイニド(サンリズム®)]を処方しても意味がありません[※3]。

　これは鎮痛薬(p.029)と同じで、「飲んでいるから効いている」のか「飲まなくても実は痛くない」のかがわからなくなっていることと同じです。「痛くないけど飲んでいます」という状況は、百害あって一利なしです。

病状が非常に問題になっている時期もあれば、安定している時期もあります。加齢とともに疾患も慢性化していく中で、処方も変わるべきです。

昔から飲んでいる薬は必ず見直しが必要です。「今、本当にその薬が必要ですか」という視点をもって、患者さんを観察し、話を聞いていきましょう。

※3 近年、高齢者の不整脈に対する薬物治療は、基本的にリズムコントロールを行わず、レートコントロールを主体に行いましょうという考え方に変わってきています（p.082）。

## 口渇や便秘、排尿困難などの訴えと抗コリン薬との関連を疑う

便秘や口腔乾燥、排尿困難などは確かに高齢者にありふれた不調です。せん妄や認知機能の低下などもよくみられます。しかし、これらを薬の服用と関連がないか、薬物有害事象の可能性はないかなど、アセスメントができれば、薬の変更や中止も可能です。年齢のせいにせず、薬との関連を疑うことで、今回のような事態をケアの現場で未然に防ぐことができるでしょう。

### アセチルコリンの全身での作用を理解しているか

神経伝達物質の1つであるアセチルコリンが、「全身に作用している」という点をまず抑えておく必要があります（p.071）。高齢者が起こしやすい疾患や症状に関係していたり、臓器機能の低下によって起きている症状と"同じような作用"を起こすため、「高齢者だからしかたがない」といって、薬剤による影響が見落とされやすくなるといった点に十分注意していく必要があります。

アセチルコリンの作用を理解し、抗コリン薬、認知症治療薬を服用中の患者さんをアセスメントしてください。もし、食事・排泄・活動と睡眠の状況から何か問題があったときには、「薬剤の影響はないかな」という視点でモニタリングしていくことが、看護師の大切な役割になります。

表1　生活からみた抗コリン薬が原因の老年症候群

| | | |
|---|---|---|
| 活動と睡眠 | 記憶障害・せん妄・抑うつ | パーキンソン病治療薬<br>抗ヒスタミン薬（$H_2$受容体拮抗薬含む） |
| 食事 | 食欲低下 | パーキンソン病治療薬（抗コリン薬） |
| 排泄 | 便秘 | 抗ヒスタミン薬（$H_2$受容体拮抗薬含む）<br>パーキンソン病治療薬（抗コリン薬） |
| | 排尿障害・尿失禁 | 過活動膀胱治療薬（ムスカリン受容体拮抗薬）<br>腸管鎮痙薬（アトロピン、ブチルスコポラミン）<br>抗ヒスタミン薬（$H_2$受容体拮抗薬含む）<br>睡眠薬・抗不安薬（ベンゾジアゼピン） |
| | ふらつき・転倒 | パーキンソン病治療薬、抗ヒスタミン薬 |

## 🚩 抗コリン作用のあるOTC医薬品を服用していないか確認する

　OTC医薬品の中で高齢者にとって問題が大きいのが、いわゆる抗ヒスタミン作用の中枢神経系抑制による「眠くなる」ことを利用したドリエル®などの睡眠改善薬です。これは抗ヒスタミン薬そのものであり、高齢者が飲んではいけない薬です。尿閉だけでなく、せん妄もよく起こします。

　他に$H_2$受容体拮抗薬のガスター10®も抗ヒスタミン薬であり、抗コリン作用による有害事象が出現するおそれがあります。

　処方薬に加えこのようなOTC医薬品を服用していないか、確認が必要です。とくに訪問看護の場では、OTC医薬品による薬物有害事象を念頭に置きながら、患者さんの観察や問診することが必要です。

表2　注意したい抗コリン作用のある主な薬

| | | |
|---|---|---|
| 市販薬 | 花粉症治療薬 | アレグラ®、アレジオン®、クラリチン® |
| | 睡眠改善薬 | ドリエル® |
| | ヒスタミンH2受容体拮抗薬 | ガスター®、ザンタック® |
| 処方薬 | 向精神薬 | エチゾラム（デパス®） |
| | 過活動膀胱治療薬 | トルテロジン（デトルシトール®）<br>フェソテロジンフマル（トビエース®）<br>ソリフェナシン（ベシケア®）<br>オキシブチニン（ポラキス®、ネオキシ®） |
| | パーキンソン病治療薬 | トリヘキシフェニジル（アーテン®）<br>ピペリデン（アキネトン®） |
| | 抗不整脈薬 | ジソピラミド（リスモダン®）<br>ピルシカイニド（サンリズム®） |
| | 抗アレルギー薬 | クロルフェニラミンマレイン（ポララミン®） |
| | 消化性潰瘍治療薬 | ピレンゼピン（ガストロゼピン®） |
| | 鎮痙薬 | ブチルスコポラミン（ブスコパン®） |

### 薬や市販薬にも目を向けて

「抗コリン薬は緑内障・前立腺肥大・イレウス禁忌」と新人の頃には習ったものです。ある日、イレウスの患者さんに不穏時の緊急時の使用はアタラックスP®の指示ということがありました。ラウンドした時にはすでに使用後でした。「アタラックスP®は何の薬か」を知るとゾッとするのではないでしょうか。医師の指示だからと医師だけの責任にはなりません。看護師として薬についての知識を正しくもつことは大切になります。

私もCMでよく流れているようなOTC医薬品に対して、「一般の人が普通に購入できるからリスクはないんだな」と気軽に思っていましたが、ヒスタミン$H_2$受容体拮抗薬（いわゆる$H_2$ブロッカー）までも抗コリン作用であると認識をしていなかったため、OTC医薬品やサプリメントにも着目する必要があると学びました。ドラッグストアで購入できる鼻炎などのアレルギーの薬や胃薬等も注意が必要です。問診で、アレルギーの有無、病院以外で飲んでいる薬についてもしっかりと聞くことが大切です。

### リスクをイメージしているか

受け持ちの患者さんに、「なぜこの抗コリン薬が必要なのか」という疑問をもつことで、有害事象を予防することができるかもしれません。もともと内服している場合も、今の状況での必要性の検討が大切です。また、今の状況（抗コリン薬の多さ）を踏まえてリスクをイメージしておくことが大事です。

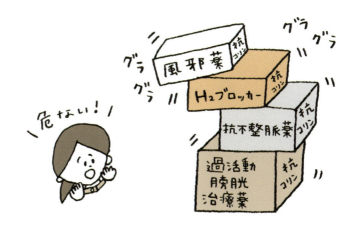

# 6 循環器疾患に使われる薬
## 病態に応じた利尿薬の調整が必要

▶ 事例

患者さんは男性93歳。心筋梗塞の既往があり、心不全の急性増悪で入院しました。前立腺肥大があり、頻尿です。
まず、心拍数調整と血圧低下目的で、ジルチアゼム（ヘルベッサー®）のシリンジポンプによる24時間持続点滴が始められました。
膀胱留置カテーテルを挿入したところ、希釈尿が流出。呼吸苦を訴え体動があったため、鎮静薬を使用し、NPPV[※1]での管理となりました。

その後、NPPVがはずれ、心不全の治療薬は内服薬であるトルバプタン（サムスカ®）とアゾセミド（ダイアート®）（朝・夕の2回）に切り替わりました。ただし、食欲がないため、点滴は継続されています。
それからの数日、「おしっこがしたい」と何度も廊下に出てくるようになり、夜間も何度も起きてトイレに行くことが続きました。トイレまでは手引き歩行で行くことができますが、歩幅も小さく、注意散漫なために看護師の誘導が必要です。トイレのときだけ起きる生活になってしまい、昼夜のリズムが崩れだしました。就寝前には超短時間作用型の睡眠薬が使われましたが、ごみ箱に放尿してしまったり、「ひとが苦しんでいるのに……みんな置いていきやがって」と、易怒性も増してきました。
そしてとうとう、自分でトイレに行こうとした患者さんが、夜間、転倒してしまいました。

※1　非侵襲的陽圧換気（療法）

［事例提供：Ns.長瀬］　この事例は、病棟から「眠れていないようです」と認知症ケアチームに相談があったものです。頻尿が原因だと判断し、利尿薬を朝1回に変更できないか、夜間も点滴をしなければならないのか医師に相談し、変更になりました。

　また、処方が変更になったものの、夜間はどうしても水分が溜まりやすくなるため、ヘッドアップして体位を整え、安楽な姿勢で休めるように調整しました。すると夜間のトイレ回数も減り、ぐっすり眠れるようになりました。多い時には22回だったトイレの回数も10回に落ち着いて、導尿も不要に。レクリエーションにも参加できるようになり、退院しました。

　"患者さんの日常生活を取り戻す"という視点から、有害事象の見極めと薬の変更を看護師が提案していくことが必要です。

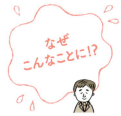

### 心不全治療の利尿薬を減らすさじ加減

　事例の患者さんのように、心不全の急性増悪で入院される高齢者はよくいらっしゃいます。この病態は生命にかかわり、急性期は若い人と同じく厳密な治療が行われます。肺炎同様、適切に治療すれば回復するからです。

　そして、心不全の病状が安定してきている亜急性期や慢性期には、この事例のような問題が往々にして起きます。つまり"利尿薬の量が多すぎる"といった状態です。回復してきている状態で、薬をどれくらいのペースで減らしていくか、医師にとってもなかなか難しいところです。そのためか、病態は改善しているにもかかわらず、治療薬があまり減らされていないケースをみることがあります。

　さて、この事例の治療を読み解いてみましょう。心不全急性期の治療は利尿薬の投与が中心になります。入院時に血圧が高く頻脈も認めため、心臓の負荷を減らすべく、心拍数低下作用をもつ降圧薬のジルチアゼム（ヘルベッサー®）の注射薬が点滴投与されたと考えます。内服薬でなく注射薬だったのは、血圧の変動に合わせて、投与量を調節しやすいからです。

　その後、状態が安定してきたため内服の利尿薬トルバプタン（サムスカ®）（電解質の排泄を増加させない特徴をもつ薬、p.086）と、アゾセラミド（ダイアート®）に変更され、もともと服用していた薬も少し調整した形で再開されたと考えます。

　ループ利尿薬として一般に短時間作用型のフロセミド（ラシックス®）を使うことが多いのですが、事例の患者さんにはゆっくり効く長時間作用型のアゾセミドを朝晩2回使用しています（ゆっくり効く分、腎機能低下が少ないと考えられており、慢性期にはフロセミドからアゾセミドに切り替えることもよく行われます）。

通常、朝食後の服用だけですから夕食後も飲めば頻尿になり、夜間も何度もトイレに行く必要が出てくるでしょう。利尿薬で水分を引くだけでは脱水になってしまうため、点滴が継続されていました。点滴で水分を補いながら利尿薬で水分を体外に排出するという治療ですから、頻尿になり、当然トイレに行く回数が多くなります。

　以上のような状況があり、夜間1人でトイレに行こうとして転倒してしまったと思われます。

　事例の患者さんの昼夜を逆転させないためにも、認知症ケアチームの介入よりもう少し早い段階で、アゾセミドの服用を朝1回に変更してもよかったと考えます。ただし減量により心不全が再び悪化する可能性もあるので、さじ加減が難しい変更です。

### 多尿と転倒リスク

　夕食後のループ利尿薬服用がたくさんの尿を作り、夜間の排尿を促すことになった。つまり多尿になったこと、それが転倒の引き金だったといえます。よって、状態が改善してきているときは、その状態に合わせて薬を減らしていく、しかも病状が悪くならない程度に減量する。若い人ならばもう少し引っ張ってもいいのですが、高齢者の場合は早めの対応を考えていく必要があります。

　また、患者さんには点滴チューブ以外に、尿量測定のため尿道カテーテルも留置されていました。点滴チューブや尿道カテーテルの存在は患者さんにとっていわば拘束であり、せん妄を起こしていてもおかしくない状態です。実際に拘束されていた可能性も高いと推測します。

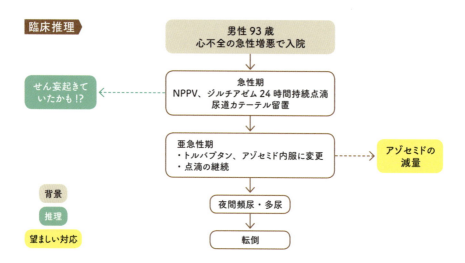

## これだけは知っておきたい！

▷ **循環器疾患では薬剤が多くなりやすい**
▷ **利尿薬により電解質異常や脱水が起きる**
  ◆ ループ利尿薬、サイアザイド系利尿薬は電解質異常を起こしやすい
  ◆ バソプレシン $V_2$ 受容体拮抗薬は低ナトリウム血症を起こさない
  ◆ 利尿薬は脱水を起こす
  ◆ hANP製剤も低ナトリウム血症を起こす可能性がある
▷ **加齢により電解質異常や脱水が起きやすい**
  ◆ 水・電解質代謝と腎臓の加齢変化で電解質異常が起こりやすくなる
  ◆ 利尿薬の慢性的投与で腎機能が低下する
▷ **利尿薬以外の循環器疾患に使われる薬の問題点**
  ◆ 降圧薬による過降圧で転倒のリスクがある
  ◆ 抗血栓薬で出血のリスクが高くなる

## ▷ 循環器疾患では薬剤が多くなりやすい

　冠動脈疾患、心不全などの循環器疾患では、背景にある高血圧や動脈硬化、糖尿病などが併存していることもあり、薬の数が多くなりがちです。10種類を超えることも珍しくありません。コレステロール値が高い、心筋梗塞があると脂質低下薬なども処方されていると思います（事例では持参薬の詳細を省いてあります）。

　事例の患者さんには前立腺肥大もありました。前立腺肥大の薬には起立性低血圧を起こしやすいものもあるため、種類を選ぶ必要があります（→p.090、ワンポイントアドバイス）。

　さらに、急性期を過ぎるにつれて内服薬を戻したとしても、退院後も同じように服用できるかを考えなければなりません。また入院前まで処方されていた薬をすべて戻すことで、効きすぎの問題や薬の飲み残し・飲み忘れの問題（アドヒアランスの低下）が起こりえます。これらを避けるには、退院後の療養環境を見すえて退院までに薬を絞り込んでいくことが必要です。

　また、多くの種類の薬を飲んでいる中では、どれが今この患者さんの困りごと（患者さんも医療者も困ること）を作っているかという見極めが重要になります。事例のような場合、不穏や不眠に目がいきがちです。そうすると、安易な睡眠薬や抗精神病薬の使用につながってしまったり、認知症の悪化を疑うことにつながったかもしれません

(p.055)。

今回は認知症ケアチームが頻尿に着目することで、利尿薬の見直し・減薬につながり、結果的にうまく不眠も改善されました。

## ▶ 利尿薬により電解質異常や脱水が起きる

心不全の治療では、利尿薬が中心になることがほとんどです(表1)。事例で使われていたものを中心に、利尿作用のある薬の特徴と、高齢者の身体への影響について整理してみたいと思います。

### ◆ループ利尿薬、サイアザイド系利尿薬は電解質異常を起こしやすい

利尿薬に絡む問題はいくつかありますが、一番多いのは電解質異常です。とくにループ利尿薬や降圧薬として使われるサイアザイド系利尿薬は、水分だけではなくナトリウム($Na^+$)やカリウム($K^+$)も排泄するので、低ナトリウム血症、低カリウム血症(p.161参照)を起こします。治療中はそれらの電解質のチェックが必要です。

事例でも使われていたループ利尿薬は低カリウム血症をよく起こします。そこでカリウムのバランスを取るために、アルドステロン拮抗薬であるカリウム保持性利尿薬のスピロノラクトン(アルダクトンA®)や、エプレレノン(セララ®)などを併用します。

### ◆バソプレシン$V_2$受容体拮抗薬は低ナトリウム血症を起こさない

事例でも使われていた心不全治療薬トルバプタン(サムスカ®、バソプレシン$V_2$受容体拮抗薬)は、バソプレシン[※2]による水分の再吸収を阻害して水分だけを排泄するので、電解質の排泄を増加させないという特徴をもっています。

単独使用では低ナトリウム血症が起こらないとされており、むしろ高ナトリウム血症に注意が必要です。薬価が高く、医療保険上の制限などにより単独では使えません。よってトルバプタンを処方する場合は、ほかの利尿薬と併用で、かつ、これ以外の利尿薬で病態をコントロールできないときに使用することになっています。事例では、ループ利尿薬(アゾセミド)を使って低ナトリウム血症が起きているので、トルバプタンを併用してアゾセミドを減らすことができます。

※2 バソプレシンは水代謝調節(抗利尿)ホルモンで、視床下部で合成、下垂体後葉から分泌され、腎集合尿細管で水再吸収を促します。

表1　高齢者に使われる主な利尿薬

| 分類 | 作用 | 主な薬物 | 主な有害事象 |
|---|---|---|---|
| サイアザイド系利尿薬 | 降圧利尿薬 | トリクロルメチアジド（フルイトラン®）、ヒドロクロロチアジド（ヒドロクロロチアジド®） | 低ナトリウム血症<br>低カリウム血症 |
| ループ利尿薬 | 利尿効果は強力で、降圧効果は比較的弱い | フロセミド（ラシックス®）、ブメタニド（ルネトロン®） | 低ナトリウム血症<br>低カリウム血症 |
| アルドステロン拮抗薬 | 降圧作用、利尿作用 | エプレレノン（セララ®）、スピロノラクトン（アルダクトンA®） | |
| バソプレシン $V_2$ 受容体拮抗薬 | 水分の再吸収を阻害して水分だけを排泄する | トルバプタン（サムスカ®） | 高ナトリウム血症 |
| hANP製剤 | 利尿作用 | カルペリチド（ハンプ®） | 低ナトリウム血症 |

### ◆利尿薬は脱水を起こす

利尿薬を使えば、当然、脱水が起きます。これが利尿薬のもう1つの問題です。とくに経口摂取が不十分な患者さんでは、必要なものを点滴で補わなければなりません。もしループ利尿薬が投与されていることで低ナトリウム血症や低カリウム血症が起きていれば、水分とともに$Na^+$や$K^+$を補う処方となります。

### ◆hANP製剤も低ナトリウム血症を起こす可能性がある

心不全の患者さんはとくに、ANP(心房性ナトリウム利尿ペプチド)やBNP(脳性またはB型ナトリウム利尿ペプチド)といったナトリウム利尿ホルモンが増加しています。ANPは心房で合成・分泌されるもので、心房に負荷がかかると増加します。BNPは主に心室で合成・分泌され、心室に負荷がかかると増加します。いずれも心不全の病態を反映するマーカーですが、BNPのほうがよりよいマーカーとして用いられます。

現在はヒト心房性ナトリウム利尿ペプチド(hANP)製剤のカルペリチド（ハンプ®）という薬もあります。心不全でANPやBNPが高値であるにもかかわらず、ANPを薬として使う理由は、それが利尿作用をもっているからで、利尿薬の代わりということです。ANPやBNPは利尿薬とは作用する部位が異なりますが、$Na^+$も一緒に排出するので、ループ利尿薬などと同様に低ナトリウム血症などをきたします。トルバプタンと同様、高価ですし、注射薬なので、利尿薬では効果不十分な急性心不全もしくは心不全の急性増悪に対して使用します。

## 🚩 加齢により電解質異常や脱水が起きやすい

### ◆水・電解質代謝と腎臓の加齢変化で電解質異常が起こりやすくなる

　高齢の患者さんに電解質異常が起こりやすいのは、加齢によって水・電解質の調節機能が低下しているところに薬が加わり、その作用が強く出てしまうからです。

　水・電解質代謝は体組成など全身の加齢変化に加え、腎臓の加齢変化の影響を強く受けます。そのため腎機能が低下している高齢者は、とくに水・電解質代謝異常が出やすくなります。たとえば高齢者は、利尿薬を飲んでいなくても頻尿になります。その要因の1つは膀胱の蓄尿機能の低下であり、もう1つが腎臓での尿濃縮能の低下です。同じ尿量でも膀胱に貯められなくなっているため、頻尿になります。さらに、糸球体で血液中の老廃物や塩分が濾過されますが、その後、水分や電解質、その他の物質が再吸収されます。その再吸収の機能がかなり低下しているため、飲んだ分だけ尿になってしまうのが高齢者の特徴です。よって夜間頻尿だけでなく夜間多尿にもなります。「膀胱が膨らまない」＋「尿量自体が多い」状態です。

### ◆利尿薬の慢性的投与で腎機能が低下する

　腎機能低下を背景にもつ患者さんの場合、利尿薬によって起こる問題として腎機能の悪化が挙げられます。『高齢者の安全な薬物療法ガイドライン2015』でも、慢性的な投与による腎機能低下に注意と記載されています(p.102)。

　心不全の急性期や亜急性期、慢性期では、利尿薬をそれぞれの状態に合わせて減量していきます。そうしなければ腎機能は悪化し、心不全がさらに悪くなるという悪循環を起こすからです。

　利尿薬を長期に使う場合は、病態をみながら適切に減量していくことが必要です。ただし減量する際、排尿時間などを考慮して朝だけの服用にするなど、服薬のタイミングにも配慮が必要です。

## 🚩 利尿薬以外の循環器疾患に使われる薬の問題点

　循環器疾患全般でよく使われる降圧薬による過降圧＝血圧の下がりすぎと、抗血栓薬による出血のリスクに注意を払う必要があります。それ以外にも循環器疾患には多くの薬が使われているので、腎臓の機能にも影響を及ぼします。

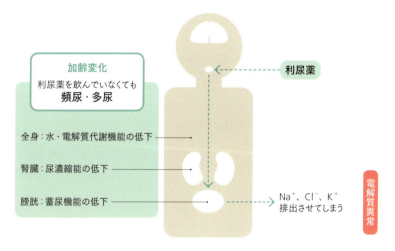

図　高齢者は利尿薬の影響を受けやすい

### ◆降圧薬による過降圧で転倒のリスクがある

　心不全などの急性期には、必ずしも高くないですが血圧が上がる場合があります。急性疾患全般にいえる問題で、ストレス応答により交感神経優位でアドレナリンも分泌されるなど、血圧が上がる要素が揃うためです。

　事例では、転倒したときの患者さんの血圧がどうだったのか、気になるところです。せん妄状態だったならば興奮して血圧は高かったかもしれません。

　心不全の急性期に血圧が高い場合、降圧薬を使用します。状態が安定し慢性期になれば、血圧は下がってきますが、それにもかかわらず急性期の用量のまま降圧薬を処方すると、血圧が下がりすぎて過降圧になります。すると今度は、ふらついて転倒してしまうという問題が起こります。また血圧が低めで安定した状態のときに、入院前まで内服していた降圧薬をそのまま戻すと、やはり効きすぎることがあります。

### ◆抗血栓薬で出血のリスクが高くなる

　事例の患者さんは、超急性期を過ぎたときの利尿薬の使用が問題でした。心筋梗塞の既往があるので、抗血小板薬などの抗血栓薬や降圧薬も処方されていたと思います。抗血小板薬が処方されていれば、転倒した時に頭蓋内出血を起こしたり、慢性硬膜下血腫を発生したりすることもあります。つまり、出血のリスクが高くなることにも注意を払わなければなりません。とくに抗凝固薬は腎排泄の影響を受けるため、利尿薬により腎機能低下をきたしていると、効きすぎて消化管出血を起こします。

このように抗血栓薬による出血の問題も考えなければなりません。

> ワンポイントアドバイス

### 前立腺肥大治療薬

　事例の患者さんには、前立腺肥大がありました。前立腺肥大の薬には起立性低血圧を起こしやすいものもあるため、種類を選ぶ必要があります。
　尿道狭窄症状を改善するために使う$α_1$遮断薬は、血管拡張作用もあり高血圧治療にも用いられます。ただしこのタイプは、起立性低血圧をきたしやすいので使用を避け、尿道選択性の高いタイプを選びます。

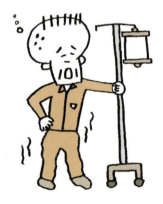

> **これだけはしておきたい！**
>
> 🚩 **臨床的な観察が処方変更のきっかけになる**
> ◆病状の改善に合わせて減薬する
> ◆血圧と転倒リスクの情報提供で薬を減らす
>
> 🚩 **見逃さないでほしい血圧と尿量の変化**
> ◆血圧の下がり過ぎに注意
> ◆尿量が増えたら電解質異常のリスクを考える
>
> 🚩 **薬がQOLやADLの低下を招くことがある**
> ◆心不全のフレイル対策には心臓リハビリテーションが欠かせない
> ◆退院後のケアにつなげる

## 🚩 臨床的な観察が処方変更のきっかけになる

### ◆病状の改善に合わせて減薬する

　心不全では、急性期と病状が改善してきた亜急性期の考え方を少し変えるべきだと思います。心不全の急性期には、治療に救命的な意味合いが強いので、点滴や注射でいろいろな種類の薬物を追加投与していきます。そして病状の改善とともに、徐々に注射薬から内服薬に切り替えられます。そこへ入院前に服用していた薬（持参薬）が戻されたりすると、内服薬が一気に増える可能性が出てきます。

　病状が改善してきているので、本来ならば注射薬から切り替えた内服薬も徐々に減量し、持参薬もその状態に合わせながら戻していくことが必要です。医師は病状や検査値をみながら、その判断をしてきます。しかし、どのような段階で薬を減らすか、医師もためらうケースがあります。

　事例のように、看護師の一言で医師の処方が変わることはあります。本来、「病状が落ち着けば利尿薬は減らしていくもの」ということを理解し、利尿薬によって起きる問題を把握したうえで、患者さんを観察する。その観察結果を医師に報告することが、処方変更のタイミングを医師に知らせることにつながります。この事例では、看護師が患者さんの生活状況を医師に伝えることで、減薬につながったと思います。

### ◆血圧と転倒リスクの情報提供で薬を減らす

　血圧の変化に最初に気づくのは、ベッドサイドで定期的に血圧を測定している看護

師です。「○○さんの血圧がちょっと低い気がします。今日は1日△mmHg前後です」などと医師に知らせることで、急性期に必要だった降圧薬を、病状が安定した今なら量・種類を減らすことができます。

　血圧以外に重要な情報として、転倒のリスクがあります。転倒しやすい患者さんには、抗血栓薬などの処方は控えるからです。単純に「疾患があるから抗血栓薬の使用を再開します、増やします」ということはしません。

　日常的に患者さんを観察している看護師には、その経験知からどの患者さんが転びやすいかが直感的にわかるのだという研究もあります。転びやすいと予想した患者さんに、降圧薬などさまざまな種類の薬剤が使用されていれば、転倒のリスクをいっそう高めますし、抗血栓薬も処方されていれば、転んだときに大きな問題につながっていきます。そういった薬の中止や変更は、処方の適正化につながる可能性があります。現在、高齢者の入院時に転倒リスクを評価していますが、医師は意外とそれらを見ていません。簡単な質問で転倒リスクをアセスメントするツールがいろいろあるので、そういったものを利用して評価し、入院時のアセスメントに看護師の直感もプラスして、医師に報告することは重要だと思います。

## ▶ 見逃さないでほしい血圧と尿量の変化

### ◆血圧の下がり過ぎに注意

　少なくともストレスがかかると誰でも血圧が上がりますが、高血圧の人や高齢者は血管が硬くなっているので変動幅が大きくなります。

　事例では入院直後、患者さんに降圧目的でジルチアゼム（ヘルベッサー®）をシリンジポンプで持続点滴投与をしています。通常、心不全の急性増悪時は、交感神経が活性化されて血圧が高くなります。そして心不全が安定してくれば血圧は下がりますが、下がりすぎには注意です。

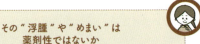

#### その"浮腫"や"めまい"は薬剤性ではないか

「なんかめまいがするから……」と話しているときには、降圧薬による血圧の下がりすぎはないでしょうか？　浮腫についても、「循環器疾患があると仕方がない」「年をとっているから仕方ない」と終わらせていないでしょうか？

高齢者にとって浮腫やめまいの原因は数多くあり、もちろん心不全や腎機能の低下、低栄養といった疾患や、加齢によって引き起こされる問題もあります。しかしさまざまな要因が複雑に絡んでいる可能性があるのが高齢者の特徴です。その1つに薬剤性もあるのです。浮腫を起こす薬剤はたくさんありますが、Ca拮抗薬、NSAIDs、甘草を含む漢方薬にも要注意です。原因不明の浮腫では、薬剤性浮腫を鑑別に挙げることが重要です。

「高齢だから仕方がない」と患者さんをみるのではなく、「高齢者だからこそ、見逃さない」が大切です。

転倒のリスクがあるからです。

一方、急性増悪時に上昇しているはずの血圧が低ければ、心機能がかなり悪化していることを示唆します。このことをしっかり覚えておいてください。

家庭で血圧測定をすると、早朝に高く、夜に低くなります。これが自然のリズムです。入院中も同様の傾向はありますが、患者さんの状態により血圧は変動します。前述の心不全の急性増悪時や体調不良の日、興奮したときは高くなります。また、夜でも眠れないときは高く、よく眠れるときは低くなります。血圧の変動は、さまざまな要因で起きます。

### ◆尿量が増えたら電解質異常のリスクを考える

心不全ではある程度の病態に改善するまでは尿量を測定し、同時に輸液などの水分摂取量もチェックして、看護師は水分出納の推移を観察しているはずです。それに加えて目を通しておいてほしいのが、電解質のデータです。

心不全があると腎不全にもなりやすいです。事例でも、心不全の急性増悪時は腎機能が悪くなっていたはずです。そして心不全が安定して心機能が改善されると、腎機能もよくなり利尿がつきます。利尿薬が効いてというより、腎機能の改善により利尿がついて尿量が増えるのです（利尿期）。

そしてまさに輸液量に対して排泄量が多くなってきたとき、電解質は乱れやすくなります。血中のカリウムやナトリウムは低下しやすくなるため、医師はそれに合わせて点滴や内服薬の調整をしていきます。

治療開始時は強制的に水分を排出するため、次々と利尿薬を投与していきます。しかし、ある程度の尿が出るようになれば、投与量を減らすことが必要になります。医師が利尿薬を減量するタイミングを逃さないためにも、尿量の増加を看護記録に残すだけでなく、アセスメントした様子を書き加えたり、医師に直接報告することが必要です。

尿量の変化と合わせてナトリウムなどの電解質のデータを確認すれば、患者さんがどういう状態であるかを把握できるはずです。

事例では「夜間のトイレに行く回数が多いから眠れないのではないか」と判断し、医師に相談した結果、処方が切り替わりま

> **「水分」の生活への影響を考えているか**
>
> 特に暑い地域だと発汗が多くなり、利尿剤の影響で高齢者は脱水を起こすこともあります。認知症があれば自分の体調をうまく表現できずに、家族がいつもどおりに利尿薬を内服させていたらどうなるでしょうか。脱水によってふらつき転倒し、大腿骨頸部骨折で救急搬送ということも起こります。
>
> 逆に「熱中症予防に水分と塩分を摂取しています」と真面目に外来で話す方もいますが、そのときには実際のどのくらい摂取しているのか、話を聞きましょう。摂りすぎて浮腫になっている方もいます。

した。もう少し早いタイミングで尿量、電解質の推移から利尿薬の効きすぎを察知できていたら、転倒する前に薬を変更できたかもしれません。

## ▶ 薬がQOLやADLの低下を招くことがある

頻尿はQOLに影響を及ぼします。つまり頻尿を起こす利尿薬は、患者さんのQOLを低下させるということです。病状が安定したときにQOLを上げるには、利尿薬の減量、服薬のタイミングの変更など、処方の変更が必要になります。

また、事例の患者さんのように、夜間、眠れていないから睡眠薬をということを続けていたら、ますますADLは低下していたでしょう。

心不全でもある程度よくなれば身体を動かしたほうがいいのですが、急性期は安静です。安静を保つため向精神薬を含め、さまざまな薬が投与されがちです。それ以外にも各種チューブが挿入され、身動きできない状態になっています。あるいは入院を機にせん妄になって抗精神病薬が使われ、過鎮静となりその状態からなかなか脱せない場合もあります。こうなると患者さんのADLは低下し、あっという間に褥瘡ができることになります。

安静を維持して治療する期間は極力短く抑え、合併症を防がなければなりません。

### ◆心不全のフレイル対策には心臓リハビリテーションが欠かせない

患者さんのQOLやADLの低下を防ぐには、薬の使い方に注意するだけでは足りません。いま問題になっているのは、高齢心不全患者のフレイルです。

心不全で入院・治療して退院できても、その間の安静臥床と点滴治療によって栄養状態が悪化します。筋力も筋肉量も低下してサルコペニアが出現したり、入院前からあるサルコペニアが進行したりといった状況が避けられません。そこで注目されているのが、心不全の急性期における心臓リハビリテーションの分野です。入院中から局所の運動など、寝たままでできる運動や理学療法を実施し、過剰な安静によるフレイルなどの弊害を防ごうとするものです。

地域包括ケア病棟や慢性期の病棟など理学療法士が少ない施設では、患者

> **動きたがらない理由の1つ、"浮腫"を細かく把握しているか**
>
> 高齢者が外出を渋る原因の1つに、「浮腫で靴が履けないから」というものがあるかもしれません。浮腫が以前と比べてどうなのか……「靴が履けなくなってきた？」「靴下のあとがよくつくようになった？」「歩きにくいから外に出たくない？」というように生活視点の問診を行い、本人や家族・介護者とともに、ちょっとした変化をとらえていくことが大切です。
>
> 浮腫は全身性疾患で起こる場合と局所的に起きている場合、また両側なのか片側なのかによっても原因が異なります。椅子に座りっぱなしでいるなど、生活の場面で浮腫を起こさせていないでしょうか。

さんのその後のADL低下を防ぐためにも、看護の一環として心臓リハビリテーションに積極的にかかわる必要性が出てくるでしょう。

◆退院後のケアにつなげる

心不全の急性増悪によって一気に低下した心機能は、治療によりある程度改善します。しかし、基本的に急性増悪時に腎機能、認知機能、身体機能もすべて落ちているため、心機能が元の状態に戻ることはなく、よくても元のレベルより手前です。よって心不全の患者さんは1年に1、2回、急性増悪で再入院することがあります(図1)。

状態が安定したら回復期リハビリテーション病棟や地域包括ケア病棟などに移り、リハビリテーションを実施することになります。ただし心不全にはうつを合併しやすいため、うつで意欲が低下していればリハビリテーションの実施も困難です。すると身体機能は低下したままということになり、そういう意味でも退院支援が重要です。

退院支援では、どのようなタイプの施設に移るかが重要となります。例えば薬剤費など医療費が包括払いの病棟では、トルバプタン(サムスカ®)のような薬価の高い薬は容易に他の薬剤に切り替えられてしまい、それがきっかけで一気に病状が悪化するといった問題が起こることがあります。

急性心不全の患者さんの場合、よくなってきた後のリハビリテーションをどうするか、薬剤はまるめ(包括医療)なので処方はどうするか、理学療法士が何人くらいいるのか、その後は自宅に戻れそうなのかなど、そこまで考えなければなりません。

そういう意味で、退院支援に看護師が加わることが重要です。「現在、患者さんの状態はこうなので、こんなケアをして、つないでいこう」という話にもなり、薬をかなり変えることもできます。循環器専門病院で適切な医療が行われても、そのあと医療・ケアにつなげていかなければ何の意味もありません。退院後1週間で亡くなりました、ということもよくあるのです。

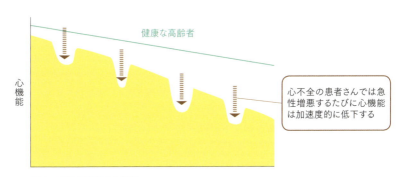

図1 心不全患者の心機能

## COLUMN

### ■ 心不全パンデミック!?（Ns. 長瀬）

　これから日本は「心不全パンデミック」といわれるくらいに、心不全の高齢者が増えるといわれています。慢性心不全の増悪によって、高血圧や感染を契機に入退院を繰り返す場合が多いのです。

　QOLを低下させないように、できる限り入退院を繰り返さないための予防的な視点が不可欠です。また、人生の最終段階をどうしていきたいのか、共に考えていけるような支援が今後ますます必要になります。

### ■ 高齢者の塩分制限（Ns. 長瀬）

　慢性心不全の増悪で入院した高齢患者さん。食事がとれていない様子をよく目にします。「味が薄くて食べられない」と訴えられる方もいます。高齢者は味覚の低下があるため、さらに食欲が低下してしまいます。食べないことには……治療もうまく進みません。特にフレイル状態にある高齢者は、少しでも食べてもらえることを優先することも必要かもしれません。「元気がないんです」と呼ばれていくと、塩分制限食＋利尿剤使用で低ナトリウム血症になっているということもあります。

　食欲低下を起こしている場合は、まずは美味しいと思える環境調整が必要であり、塩分制限食も本人がどのくらいの量を摂取しているのかを観察して、実際の摂取塩分と提供されている塩分に乖離がないかを観察してみてください。

### ■ 気づいていますか？　最近、高齢者に処方されなくなった薬（Ph. 早瀬）

　最近、"心不全・心房細動のレートコントロールへのジギタリス製剤（ジゴキシン®）"、"喘息へのテオフィリン"や"糖尿病へのスルホニル尿素薬（以下、SU薬）"が投薬されている高齢者が少なくなってきているのに、お気づきでしょうか。

　数年前までは、テオフィリン、ジゴキシン®、SU薬が各種疾患に対し選択される治療薬でした。しかし現在は、喘息であれば気管支の炎症を抑える目的の「吸入ステロイド」が第一選択[1]ですし、心不全・心房細動のレートコントロールに対してはジゴキシン®より副作用の少ない「βブロッカー」、糖尿病では低血糖が生じにくく安全性の高い「DPP-4阻害薬」が選択されます（p.123）。

　特に、テオフィリンとジゴキシンは、血中濃度の治療域がとても狭い薬剤のため、TDM（治療薬物モニタリング）が必要になります。高齢者であれば、代謝や排泄の機能が低下し、多種類の薬剤を内服していることで相互作用が生じ、過量投与になりやすくなります。

　また、ジギタリス製剤もSU薬も腎排泄のため（p.104）、腎機能低下による効果遷延や血中濃度上昇による中毒・低血糖のリスクが高くなることから、高齢者への使用は極めて減ってきています。

このように処方される薬は、新薬の発売や新しいエビデンスによって年々変化していきます。ぜひ薬剤師と連携し、新しい薬の情報を共有してほしいと思います。

#### 参考文献
1) 一般社団法人日本アレルギー学会喘息ガイドライン専門部会監修,「喘息予防・管理ガイドライン 2018」作成委員作成：喘息予防・管理ガイドライン 2018, 協和企画, 2018

# 7 腎排泄の薬
### 高齢者は腎機能が低下しているため蓄積しやすい

▶ 事例

> 80歳代女性、高齢者施設に入所しており、寝たきりです。意識レベルが低下し、救急搬送されてきました。
>
> 心電図は徐脈です。頭部CTを撮りましたが出血はなく、MRIを撮影しても梗塞は認められませんでした。
>
> 血液検査の結果、電解質異常（高マグネシウム血症）が判明したと、検査室から電話がありました。
>
> 施設の職員に話を聞くと、便秘が10日も続いているので酸化マグネシウム（細粒）を増やして、今では2包ずつ胃瘻から入れていたとのこと。
> 原因が判明し、一時的な透析が行われました。

［事例提供：Ns.長瀬］　酸化マグネシウムは、便秘に対して頻繁に処方される薬です。高齢者のケア現場でも、よく見かける薬でしょう。しかし、この事例のような命にかかわりかねない事態が起きてしまいました。原因を紐解くカギは、「薬の腎排泄」です。高齢者の腎機能について振り返りつつ、同じような有害事象が起こりうる薬（腎排泄にかかわる薬）についてまとめます。
　また、後半では「高齢者への下剤の使用」という切り口でも解説していきます。

## マグネシウム異常を疑った

なぜこんなことに!?

医師の指示で酸化マグネシウムを増やしたのか、頓用の指示が出ていたものを看護師や介護職員の判断で追加投与したのか、事例の文面からはわかりません。しかし、いずれにしても酸化マグネシウムを増やしたことが引き金となって高マグネシウム血症が起き、徐脈によって脳への血流も当然落ち、そして意識レベルが低下して救急搬送されたと考えられます。

救急医はまず、心電図をとったら徐脈だったので、「意識レベルの低下はこれ(徐脈)が原因かな」と推測しました。しかし、他の原因がないとも限らないので、頭部CTを撮影。出血はないが脳梗塞を否定できないので、MRI検査も行ったが梗塞もない。つまりここまでで「脳に病気があるわけではない」と考えました。

この事例では、早々に電解質異常が判明していますが、これは救急医が「マグネシウム異常を疑った」からです。ルチーンの血液検査ならば、マグネシウム(Mg)のオーダーはされず、この段階ではわからなかったはずです。

「意識障害、なぜだろう」「これは酸化マグネシウムかも」と仮説が立てられたのは、施設職員からの薬の情報がこの医師にインプットされていたからです。これを見落としていたら、高マグネシウム血症は見つからなかったかもしれません。

ここで非常に重要なのは、看護師の問診のスキルです。「ふだんどのような薬を飲んでいるか」「最近、とくに変わったことや薬の変更はなかったか」など、服薬状況をうまく聞きだせるかどうかが大切です。救急の現場では、医師は目の前の処置に精一杯で、キーとなる情報を聞き逃すこともあるからです。もしこのとき、酸化マグネシウムを「増やした」という情報を聞き出せていなければ、「不整脈を起こしたね」「ペースメーカーを入れるか」という展開になったかもしれません。

この患者さんは高マグネシウム血症、徐脈、意識レベルの低下という状況から、血圧も低下していた可能性があります。それによってすべての臓器の血流が一気に落ち、腎臓の血流も減って腎機能がさらに悪化し、透析になってしまったと推測できます。

## 軽度の電解質異常があった可能性

さらにこの患者さんについて考えると、実は前から腎機能障害があり、軽度の高マグネシウム血症をきたしていた可能性があります。軽度の場合(血清Mg濃度≦6mg/dL)は無症状なので気づきません。その影響が徐脈傾向として心臓に出ます。すると腎臓の血流が減り腎機能はさらに悪化します。それに伴いMgの排泄がますます減り、Mgの血中濃度はさらに上昇するといった悪循環が起きていたと考えられます。

そのような状態のときに酸化マグネシウムを2包に増やしたため、高めで推移していたMg値が一挙に上昇した。その結果、意識障害をきたすほどの重度の高マグネシウム血症になったと考えられます。

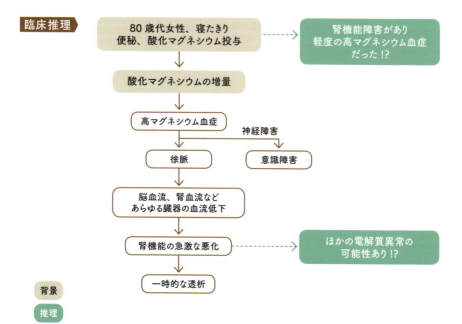

> ### これだけは知っておきたい！
>
> ▷ **高齢者は薬が身体に蓄積されやすい**
> ▷ **腎機能を低下させる要因を知っておく**
>   ◆「慢性疾患」が長期的に腎機能を低下させる
>   ◆「薬の使用」が短期的に腎機能を低下させる
> ▷ **腎排泄の薬① 循環器系の障害を起こすもの**
>   ◆ジギタリス製剤（ジゴキシン®）はジギタリス中毒のリスクがある
>   ◆β遮断薬は徐脈性不整脈を起こす
> ▷ **腎排泄の薬② 中枢性の障害を起こすもの**
>   ◆抗てんかん薬、向精神薬が効きすぎると意識障害が遷延する
>   ◆スルホニル尿素（SU）薬は遷延性低血糖を起こす
>   ◆活性型ビタミン $D_3$ は高カルシウム血症を起こす

## ▷ 高齢者は薬が身体に蓄積されやすい

　薬物は肝臓で代謝(解毒)を受けて、あるいはそのまま腎臓から尿中へ、あるいは胆汁から便中へ排泄されますが、大半が腎排泄です。薬によって肝代謝と腎排泄の割合が5:5、8:2などと異なり、詳しくは添付文書に記載されています。医師はそれらに注意をしながら処方しています。

　薬の代謝・排泄にかかわる肝機能も腎機能も、低下しているのが高齢者です。疾患や加齢に伴いこれらの機能はさらに低下していきます。よって、どの薬も全般的に身体に蓄積されやすいと考えるべきです。

## ▷ 腎機能を低下させる要因を知っておく

　上記のように加齢に伴い腎機能は低下しますが、高齢者の腎機能低下の要因には他にも薬や疾患によるものが考えられます(図1)。

### ◆「慢性疾患」が長期的に腎機能を低下させる

　高血圧、糖尿病などの疾患は、長期的に腎機能を低下させます。高齢者であれば、これらの生活習慣病をもっていてもおかしくありません。

高血圧では、脳や心臓の血管が影響を受けるように、腎臓の微小血管も動脈硬化を起こし、血流が悪くなります（腎硬化症）。動脈硬化そのものが原因のため、尿検査をしても尿蛋白を認めることは多くありませんが、腎機能は低下しています。事例の女性は80代でしたが、80代女性の80％は高血圧です[※1]。よって降圧薬（利尿薬）を服用している確率も非常に高く、腎機能もその分、年齢以上に低下していると考えられます。

糖尿病の場合は、高血糖状態の血液が全身を回り、糖化されたさまざまな蛋白（AGEなど）がつくられます。AGEは腎臓の細小血管に悪さをし、糸球体を破壊していきます。これが糖尿病性腎症という特徴的な病態です。最初に微量アルブミン尿、次に蛋白尿が出現し、徐々に腎臓が障害を受けて、次第に腎臓の血流量が落ちていきます。

高血圧による腎機能低下が動脈硬化性であるのに対し、糖尿病による腎機能低下は高血糖による障害であり、成立に違いがあります。

### ◆「薬の使用」が短期的に腎機能を低下させる

腎機能は年齢だけでなく、薬剤や疾患の影響も受けていっそう低下します。

短期的に低下させる要因として、利尿薬や鎮痛薬などの使用が挙げられます。むくみに対する利尿薬、高血圧の治療薬としてのサイアザイド系利尿薬、鎮痛薬のNSAIDsを服用している場合です。

たとえば、雨が降らず川が干上がると、本来水が流れるべきところに流れがなくなります。これと同じように、利尿薬によって身体全体の血流量が減り、腎臓が水枯れ状態になり、腎機能が低下します。脱水の時に腎障害になるのと同じ理由です。

また、アンジオテンシン変換酵素（ACE）阻害薬、アンジオテンシンⅡ受容体拮抗薬（ARB）は、腎臓のレニン・アンジオテンシン系を抑制するため、輸出細動脈が拡張して流出が増える結果、一次的に腎血流量が減少して腎機能を悪化させることがあります。

そのため、これらの薬剤を併用している人は、電解質異常などの有害事象がより出やすい状況にあると考えらえます。

\*

上述した条件に該当する高齢者が、普通より多い量の酸化マグネシウムを服用すると、そのマグネシウムの排泄がうまくできずに、高マグネシウム血症になる可能性があります。

※1　高齢者では高血圧の罹患率は、60代60％、70代70％、80代80％と、年齢とほぼ同じです。

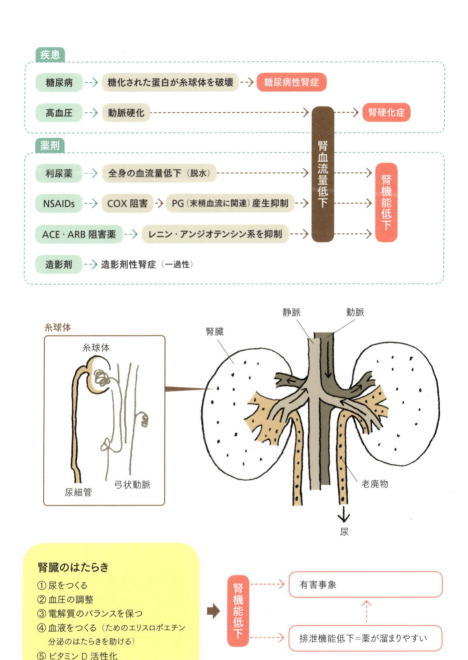

図1　腎機能低下と悪循環

## ▶ 腎排泄の薬① 循環器系の障害を起こすもの

腎排泄にかかわる薬で、命にかかわるリスクがあるものについてまとめます。

### ◆ジギタリス製剤（ジゴキシン®）はジギタリス中毒のリスクがある

循環器系の障害を起こす薬では、強心薬のジギタリス製剤が腎排泄です。腎機能が低下した高齢者では、ジギタリス中毒のリスクがあるので、若い人の半分（0.125mg/日）以下の量にするよう『高齢者の安全な薬物療法ガイドライン2015』に示されています。

### ◆β遮断薬は徐脈性不整脈を起こす

高血圧、狭心症、心不全のときに使うβ遮断薬は、陰性変時作用（心拍を遅くする）と陰性変力作用（心臓の収縮力を落とす）により心拍出量を低下させ、諸臓器の血流も低下させます。

腎臓の血流低下により腎機能が低下すると、β遮断薬の排泄が低下して血中濃度が上昇し、薬効が強く出るという悪循環が形成され、ある日、循環動態と薬物動態のバランスが破たんするといったことが起こります。血圧が下がり、よくなってきたと思っていると突然、徐脈性不整脈が出ます。本来、徐脈などの徴候があるので、そこで気づかなければいけません。脈が遅くなっていれば、「薬が効きすぎている」「腎機能が低下している」可能性を考えます。

## ▶ 腎排泄の薬② 中枢性の障害を起こすもの

中枢性の障害が出ると生命にかかわり、後遺症が強く出るため、回復後も生活に支障をきたします。

### ◆抗てんかん薬、向精神薬が効きすぎると意識障害が遷延する

脳の働きを抑える抗てんかん薬は、肝代謝の影響も大きいのですが腎排泄もあり、体内に蓄積することで強く効くと、意識障害が出ることがあります。中枢に働く向精神薬も同じです。

### ◆スルホニル尿素（SU）薬は遷延性低血糖を起こす

糖尿病治療薬のSU薬は、腎機能が低下しているとなかなか排泄されず、薬効が強

く出ると遷延性低血糖を起こします。通常、薬物は自然に排泄されますが、多くのSU薬は腎排泄性なので大きく影響を受け、意識障害を起こして救急搬送されてくることがよくあります(p.096、p.121)。

### ◆ 活性型ビタミン$D_3$は高カルシウム血症を起こす

骨粗鬆症の治療薬として現在は、ビスホスホネート製剤、抗RANKL抗体のデノスマブ(プラリア®)(p.112)が優先されますが、活性型ビタミン$D_3$やカルシウム製剤も使用されることがあります。それらの使用によって、高カルシウム血症になることがあり、意識障害で運ばれてくる人もいます。

ビタミンDは腸管からのカルシウム(Ca)吸収を促進し、腎臓からのカルシウム排泄を抑制するというはたらきがあります。つまり血液中にCaを引き寄せる作用があるのです。

通常、Ca濃度はホルモンによる調節を受けて、高くならないようにコントロールされていますが、その調節機能が高齢者では低下しています。またCaの吸収が増えれば尿中に排泄されますが、高齢者では腎機能の低下によりうまく排泄できず、血液中にCaがたまっていきます。さらにビタミンDの腎排泄も低下しているため、薬としても効きすぎてしまいます。その結果、Ca濃度が高くなり、高カルシウム血症に至ります。

一方、ビタミンDは腎臓で活性化されるため、腎不全の患者さんは活性型ビタミンDの濃度が低く、そのことが筋力の低下ともかかわるとされます。したがって腎機能の低下している人はビタミンDを少し摂るほうがよいといわれています。ただし、一定以上になるとビタミンDの排泄が低下し、結果的に高カルシウム血症を起こすおそれがあります。

活性型ビタミン$D_3$製剤(アルファロール®、ワンアルファ®など)は高齢者によく処方されていますが、腎排泄の薬の代表です。『高齢者の安全な薬物療法ガイドライン2015』では慎重投与のリストから外れましたが、現在もかなり注意が必要な薬です(どのように注意するか、具体的には後述します)。

> **これだけはしておきたい！**
> 🚩 重症化する前に気づきたい
> 🚩 問題が起きやすい薬は必ず血中濃度をモニタリングする
>   ◆クレアチニン値が高ければ腎機能が低下している
> 🚩 高齢者は腎機能が低下しているものと理解する

## 🚩 重症化する前に気づきたい

　高齢者ではさまざまな感覚が低下しているため、有害事象が起きていたとしても異常に気づきにくく、重症化して初めてわかるということがあります。

　高マグネシウム血症では悪心・嘔吐、血圧低下、徐脈、筋力低下、傾眠といった症状が現れます。低血糖ならば、手がふるえたり、空腹感が強かったりしますが、高齢者の場合、意識障害を起こすまで気づかない可能性があります。

　事例のような寝たきりの患者さんや、胃瘻がある、進行した認知症があるような患者さんでは、筋力低下や悪心・嘔吐などはわかりにくいものです。血圧低下があっても高齢者ではもとの血圧が高いことが多いため、「今日は低くていいですね」と異常を見落としかねません。徐脈の程度も50回/分くらいなら病的ではないため、気づかないことがあります。30回/分くらいまで下がればわかるでしょうが、事例ではすでに意識レベルは低下し、腎機能はさらに低下した状態でした。

## 🚩 問題が起きやすい薬は必ず血中濃度をモニタリングする

　高齢の患者さんに問題を起こしやすい薬が処方されている場合は、最初から注意して観察してください。初期には症状が出にくいため、たとえば①心電図の変化をみる、②MgやCaなどの電解質を定期的に測定する、③ジギタリス製剤では血中濃度をモニタリングすることなどが重要になります[※2]。

　救急の現場でも一般の入院でも、介護施設であっても、患者さんに薬を長期投与する場合、測定すべきものは必ず測り、検査結果とともに状態を観察します。介護施設で測定できないものは外来でフォローすべきです。

### ◆クレアチニン値が高ければ腎機能が低下している

　腎機能は通常の血液検査でわかります。とくにクレアチニン(Cr)値に注目し、検査

結果が基準値より高ければ腎機能が低下していると意識してください。

しかしAST、ALTなどの数値は肝臓の代謝能を反映していないため、検査結果から肝代謝が低下しているか否かを判断することは難しいのです。よって「高齢者であれば肝代謝は低下している」と考えておくことです。肝硬変など肝疾患があれば別ですが、特別な病気がない場合、適切な指標がありません。

※2　ジゴキシン®の治療域血中濃度は1.0～2.0ng/mLですが、最近は心不全の治療域として0.8ng/mL未満の低用量が勧められています。治療域まで上がると中毒のリスクがあり、危険です（中毒域2.5ng/mL以上）。

## 高齢者は腎機能が低下しているものと理解する

### 検査結果を鵜呑みにしていないか

腎機能を評価するときにはクレアチニンクリアランス（CCr）※1やeGFR※2が利用されます。クレアチニンが高いのは、本来は尿中に排泄されるものが排泄されていない、つまり腎機能が低下しているということになります。

ただし、クレアチニンは筋肉運動のエネルギーによって代謝されたいわゆる老廃物であるため、体格が小さく筋肉量の少ない高齢者の場合は、これらの検査結果だけみると腎臓の働きが低下していることに気づけず、腎機能を過大評価する可能性があるため注意が必要です。

検査の結果に左右されないことが重要です。

※1　腎臓の「排泄機能」を数字で表したものが「クリアランス」です。クリアランスは血液中に含まれているクレアチニンのような特定の物質が、単位時間（1分間）当たりに完全に濾しだされたと想定される血漿量によって表します。例えば老廃物の一種であるクレアチニンのクリアランス値が100mL/分ということは、1分間に100mLの血漿からクレアチニンを完全に濾過する機能があるということを表しています。この濾過機能を「糸球体濾過量」といいます。CCrの基準値は70～130mL/分で、糸球体の機能が低下すると糸球体での濾過量が減少し、クレアチニンクリアランス値は低くなります。

※2　eGFRは推算糸球体濾過量で、血清クレアチニン・性別・年齢によって計算されています。例えばeGFRが60mL/分/1.73m$^2$であれば、腎臓の機能が60%と考えます。

腎排泄の問題は薬物動態にかかわります。腎排泄が低下し、肝代謝が低下すると、薬の血中濃度が上がります。酸化マグネシウムならMg濃度、ジギタリス製剤ならジギタリス濃度が高くなります。全身を循環している血中濃度が上昇するので、臓器に

### 腎機能低下を普段の看護で意識しているか ［図1、p.103］

腎臓の働きは①尿を作る、②血圧の調整、③電解質のバランスを保つ、④血液（赤血球）を作るためのエリスロポエチン分泌の働きを助ける、⑤ビタミンDの活性化、があります。したがって、腎臓は老廃物の排泄、血圧、電解質、血液（貧血）、骨に影響していることがわかります。つまり、加齢による腎機能の低下は、これら全身への影響が考えられるということです。

腎臓は、ネフロンが約100万個集まりできています。ネフロンは糸球体と尿細管から集合管そして腎盂へつながっていきます。

加齢によって糸球体は硬化し、濾過能力が低下します。また血管の内腔が狭小化することで、腎臓の血流量が低下します。そのため、高齢者の腎機能は若者の1/2～1/3に低下するといわれています。尿の濃縮能および希釈能の低下によって多尿や頻尿にもなりやすく、また酸塩基平衡・電解質の恒常性を維持する能力も低下し、体液量の異常を来しやすいことから、脱水に注意が必要になります。前述したように、検査の結果に左右されないことが重要です。

より強く作用することになります。

しかし、そこは難しく考えずに疾患の有無に関係なく、高齢者は腎機能が低下している＝中毒や効きすぎを起こしやすいと理解してください。電解質や薬の血中濃度を計測できないときでも、高齢者では「そういうことが起こる状況にある」ことをイメージできているかがポイントになってきます。

たとえば「高血圧や糖尿病のある高齢の患者さんは腎機能が悪い」ということを前提として看てほしいということです。またCr値を測定したくらいではわからない腎機能障害(低下)や、薬ごとに起こりやすい有害事象をおさえておくことが必要です。想定内の有害事象であれば冷静に対応できますし、患者さんや家族へのヒアリングの内容も変わってくるはずです。

> ### 腎機能低下患者にNSAIDsを安易に与薬していないか
>
> 腎臓の血流量の維持にはプロスタグランジン（PG）がかかわっており、末梢血流量を増加させています。NSAIDsはCOXを阻害し、腎血流量を低下させてしまうことから、高齢者に使用するのはリスクが伴います。臨床では安易にロキソニン®を投与する傾向にありますが、与薬する看護師側にも責任があることを自覚して、高齢者への与薬時にはどんな作用があるかを理解することが求められています。

**ワンポイントアドバイス**

### 造影剤の使用は慎重に

『腎障害患者におけるヨード造影剤使用に関するガイドライン2012』の中ではeGFRが45以下になると、検査前後で輸液を行うと記載があります。高齢者は潜在的な腎障害も多いので、造影剤の使用は慎重に、また使用時の腎機能の悪化や尿量の低下には注意が必要です。

ヨード造影剤の投与によって一過性に腎機能が低下した場合は、糖尿病治療薬のビグアナイド系を投与中であれば、乳酸アシドーシスの発症リスクが高くなると言われています。そのため、造影剤を使用する場合は、検査前にビグアナイド系薬剤を中止し、造影剤使用48時間は再開しないことになっています。

> **これだけはしておきたい！**
>
> 🚩 安易に下剤を増量しない
> 🚩 下剤は作用機序ごとに使い分ける
>   ◆大腸刺激性下剤は短期使用で、常用量以上は使わない
>   ◆浸透圧下剤は高マグネシウム血症のリスクがある
>   ◆クロライドチャネル・アクチベーターは第一選択にならない

## 🚩 安易に下剤を増量しない

　高齢者が便秘になるのは、加齢現象として腸の蠕動運動や腹筋の筋力低下があり、さらに身体の活動量が減少しているからです。とくに高齢女性、しかも経産婦では、出産時に一度、腹筋が弛緩しているので、便秘は多くなります。

　事例の患者さんは寝たきりで運動をしていませんし、胃瘻があるので食事内容も通常と異なりますから、非常に便秘になりやすい状態です。それにもかかわらず、若い頃と同じように毎日排便しようとすること・してもらおうとすることが、そもそも間違っています。このような状況であれば、排便の目安は3日に1回くらいで問題ありません。高齢者の場合、排便が1日なくても下剤を増量する必要はなく、3日間程度は

#### 排便姿勢に配慮しているか

　高齢者の便秘は有訴者数も多く、便秘による腹痛で救急外来を受診するケースもあるほど、高齢者にとって便秘は大きな問題です。たかが便秘では片付けられないのが実状です。便秘が誘因で、認知症の方はBPSDが悪化し入院することもあります。
　便秘の評価に看護師がエコーを使用して直腸を観察した高齢者の多くは、直腸に持続的に糞便が貯留する直腸型の便秘が多いという研究報告があります。排便姿勢についても、蹲踞（そんきょ）の姿勢は直腸肛門の角度が垂直になり、恥骨直腸筋が弛緩して排便しやすくなるといわれており、朝食後にトイレに座れるように習慣化するのも1つの方法です。

#### 刺激性下剤で不眠にさせていないか

　下剤にも種類があること、腸を動かすだけで薬剤による腹痛で夜間眠れなくさせていないか、何より宿便にならないようにする方法を検討していくことが必要と考えられます。便の性状をみるためにブリストル排便スケールで評価し、腹部の動きがどうなのか、フィジカルアセスメントをしているでしょうか。下剤を投与している場合は、視診・聴診・触診を行いながら評価していくことが必要です。また、便秘のアセスメントを行ううえで歯の問題や薬剤の影響もあります。便秘に影響する薬剤は使用せずに変更できることも求められるといえます。

7 腎排泄の薬

様子をみることです。

　ただし便が出ず、患者さんが苦しんでいれば、排便できるよう援助しなければなりません。便秘の状態に合わせた緩下剤の種類と用量があり、それでも排便がないときは、腹部や腰部の温湿布、浣腸や摘便を実施します。少し出ると楽になりますし、それが刺激となってさらに自然に排便されることもあります。

## ▶ 下剤は作用機序ごとに使い分ける

### ◆ 大腸刺激性下剤は短期使用で、常用量以上は使わない

　下剤は作用機序によって浸透圧、膨張性、刺激性と、その他のタイプに分かれますが、一番よく使われているのは大腸刺激性下剤です。

　大腸刺激性下剤は患者さんも服用しやすく速効性があります。しかし腸を刺激して排泄を促すので、時に腹痛をきたします。また、長期連用により耐性が生じ、多くは増量が必要になります。

　高齢者では、このタイプの下剤をいろいろ使っても、刺激でお腹は痛くなるけれど便は出ず、より苦しくなる場合があります。硬い便が腸の中で動かなくなっているのです。このような場合は、腸が自然に動くのを待つことです。

　高齢者に刺激性下剤を投与する際は、常用量以上は使わない、短期使用にとどめることです。もちろん複数の製剤を一緒に使わないことです。

### ◆ 浸透圧下剤は高マグネシウム血症のリスクがある

　酸化マグネシウムは便を軟らかくする薬で、浸透圧下剤といわれます。これは、便中の水分量を増やして便を軟らかくします。便は軟らかくなりますが、時々、便失禁するケースをみかけます。さらに事例のように、高齢者では高マグネシウム血症のリスクがあります。

　救急の現場では電解質の検査は必ず行われ、ナトリウム(Na)、カリウム(K)、クロール(Cl)はセットで、ルチーンの血液検査に入っています。高血圧で利尿薬を服用している高齢者は多く、脱水や電解質異常をチェックするため、定期的に検査します。カルシウム(Ca)

**大腸メラノーシス**

大腸刺激性下剤のアントラキノン系のアローゼン®、センノシド（プルゼニド®）やダイオウ等を長期服用している患者の腸は真っ黒に色素沈着し、「大腸メラノーシス」とよばれる状態になっています。このような状態になると、排便が困難になり大量の下剤を投与しても反応がなくなる場合があります。ですから下剤を使用して出すのではない方法を検討していくことがまずは大切になります。

や腎機能も検査しますが、通常、マグネシウム(Mg)は調べません。

　腎機能が低下している高齢者に、酸化マグネシウムを投与している場合は、腎機能の状態をフォローし、血清マグネシウム値も必ず検査します。

　主に肝硬変の患者さんが使う緩下剤にラクツロース(モニラック®、ラクツロース®)があります。肝硬変で便秘になると血中アンモニアが上昇し、高アンモニア血症、肝性脳症を起こすおそれがあるからです。この薬では高マグネシウム血症にはなりません。

### ◆クロライドチャネル・アクチベーターは第一選択にならない

　最近、便秘薬として従来の薬とは薬理作用が異なるクロライドチャネル・アクチベーターであるルビプロストン(アミティーザ®)が使われるようになってきました。

　これは酸化マグネシウムのように便を軟らかくする薬ですが、作用するポイントが違います。小腸粘膜にあるクロライド($Cl^-$)チャネルに作用して腸管内への腸液の分泌を促進し、便の水分含有量が増えて軟らかくなり、移動しやすくなる仕組みです。酸化マグネシウムはそれ自体が水分を引き寄せるものなので、結果は同じでも機序が異なります。薬の分子標的がはっきりしているので、副作用(嘔気、下痢など)も予想しやすくなります。

　慢性便秘症が適応ですが、最初から高齢者に使うことは推奨されていません。薬価が高く高齢者での安全性もまだわからないからです。従来型の刺激性下剤と浸透圧下剤とをうまく組合せても効果がない、あるいは問題がある場合に使います。

　さらに、最近、胆汁酸トランスポーター阻害作用を有するエロビキシバット(グーフィス®)が発売されました。大腸に流入した胆汁酸により、水分分泌と大腸運動促進により排便効果を促す薬です。ただし、高齢者での有効性と安全性の評価はこれからです。

*

いずれにしても高齢者にとって安全な下剤はないと考えます。むしろ問題が多いことを理解してください。基本的に薬よりも食物繊維の多い食品を摂る、運動することを優先することが必要です。

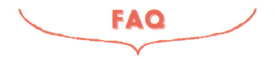

## Q1 骨粗鬆症の治療薬であるビスホスホネート製剤、抗RANKL抗体を使用している患者さんで注意しなければならないことはありますか。

　ビスホスホネート製剤は下部食道の粘膜障害を起こす可能性があるため、服用方法が少し厄介です。朝食前にコップ1杯の水と一緒に服用し、その後30〜60分は飲食禁止で横にもなれません。胃食道逆流などの食道や胃の障害がある患者さんや胃を全摘した患者さんでは十分に注意しなければなりません。

　高齢者には服用が大変ですが、1回/週、1回/月の服用でよいタイプの薬もあり、また1回/月の注射薬も出ました。アドヒアランスの低下を防ぐためにも、月1回でよいタイプの使用が望まれます。

　抗RANKL抗体のデノスマブは低カルシウム血症を起こす危険があるので、投与前に血清カルシウム(Ca)値を測定し、投与初期及び必要時にはCaとビタミンDを補充します。腎機能低下がある場合、ビタミンDの活性化が障害されているため低カルシウム血症を起こすリスクが高く、血清カルシウム値のモニタリングが必要です。

　デノスマブは他の治療薬とは作用機序が異なる注射剤です。RANKL(RANK-Ligand 破骨細胞の形成を誘導する分子)がRANKという受容体と結合すると、細胞内にシグナルが伝わって破骨細胞の分化が誘導されます。抗RANKL抗体はその結合をブロックして、破骨細胞の形成を抑制して骨吸収を抑えます。

　一般的に高額のものが多い抗体薬の中ではそれほど高くなく、半年に1回、外来で皮下注射をしてもらえばよいので、高齢者には便利で、飲み忘れの心配もありません。アドヒアランスが圧倒的に高い薬です。

## Q2 下剤を飲んでいて下痢をする患者さんがいたら？

　下剤投与をすぐ中止します。
　下剤は患者さんの症状を見ながら量の調節をします。常用量よりも「減らす」「戻す」「止める」ということです。下痢ならばすぐに中止ですし、便が軟らかいなら少し減らすか使わない、硬くなったら元の量に戻すといった調整を行います。

## Q3　下剤の止めどきを教えてください。

　どんな下剤も効果がなければ、止めましょう。また、量を増やせば効くものではありません。一定の量を使って効果がなければ、その薬は効かないのです。
　刺激性下剤は比較的早く、服用の翌日には効くので、翌日に排便されなければ効果がないということです。浸透圧下剤とクロライドチャネル・アクチベーターのルビプロストン（アミティーザ®）は、食べたものが消化されていく中で効いてくるので、必ずしも速効性はありません。効果が出るには服用後半日以上はかかります。そのため評価は服用開始後2〜3日、できれば1週間ほどみて行います。服用や食事は変更せず、それでも便が出なければ別の方法に切り替えます。

## Q4　腹部の手術をした人は便秘のリスクがありますか。

　腹部の手術をしている人は、腸が途中で周囲に癒着していることがあり、そこが狭くなってイレウスになる傾向があります。手術をした年齢に関係なく、開腹手術をした高齢者は便秘のリスクが高くなります。
　患者さん自身が、若いころに受けた手術のことを忘れていることがあります。便秘であれば腹部を診察するので、その際手術の傷跡などからアセスメントします。最近は侵襲の少ない腹腔鏡下の手術が増えており、癒着は少ないかもしれませんが、手術を行っていない人と比べ便秘のリスクは高いといえます。

# 8 糖尿病治療薬
血糖コントロールは生活とのバランスが必須

## ▶ 事例

看護小規模多機能型の施設に入所中の83歳の女性です。認知症があり、要介護5です。
夕方、施設職員が様子を見に行くと応答がなく、意識はもうろう状態。
到着した救急隊員が血糖値を測定すると26mg/dL、ERに救急搬送となりました。
食事は自らスプーンで食べることもありますが、むらがあり介助を要します。当日の朝食・昼食は全量摂取。前日の夕食はあまり食べられていません。インスリンは処方通り注射しています。
既往歴は糖尿病以外に認知症、高血圧症、緑内障、不安定狭心症。
処方されている錠剤は内服できないため、すべて粉砕になっています。

〈持参薬〉
スピロノラクトン（アルダクトンA®、利尿薬）25mg ┐
クロピドグレル（プラビックス®、抗血栓薬）75mg  │
フロセミド（ラシックス®、ループ利尿薬）40mg　1錠  ├ 1錠　分1（朝食後）
ランソプラゾール（タケプロン®、酸分泌抑制薬）15mg ┘
ウルソデオキシコール酸（ウルソ®、胆石溶解薬）100mg　6錠　分3（毎食後）
エピナスチン（アレジオン®、ヒスタミン$H_1$拮抗薬）20mg　1錠　分1（夕食後）
L-アスパラギン酸カリウム（アスパラカリウム®、カリウム補給剤）2g　分3（毎食後）
インスリンデグルデク（トレシーバ®、インスリン製剤）
　注フレックスタッチ 300単位　6-0-0-0
インスリンリスプロ（ヒューマログ®、インスリン製剤）
　注ミリオペン　300単位　4-4-4-0
以前はミチグリニドカルシウム（グルファスト®、インスリン分泌促進薬）を使用

[事例提供：Ns.長瀬] 入院時の採血では、HbA1c 5.3％でした。施設の食事は800kcal/日でしたが、前回の入院中は1360kcal/日の食事を提供し、血糖コントロールをして施設に戻ったそうです。

　高齢者の糖尿病は血糖コントロールの難しさに加え、服用している薬剤により高血糖や低血糖を起こしやすいといった問題があります。患者さんは2か月前にも低血糖で入院しています。その時は好きな菓子を食べて過ごすなどの偏食があったそうです。

　合併症や副作用を防ぐため、身体や精神機能だけでなく、日常生活も含めたアセスメントが重要になります。

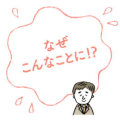

　事例の患者さんは、意識障害を伴うほどの重症低血糖を起こしました。ここにはいくつもの問題が潜んでいるのですが、まず挙げられるのがインスリン製剤による血糖のコントロールです。重症低血糖を起こした背景と要因を考えてみましょう。

### 若い人と同じ血糖管理であった

　持参薬には経口の糖尿病治療薬はなく、インスリン製剤だけでした。これらは厳格な血糖管理を必要とするときに使用します。2か月前に低血糖で入院していますが、その時点でもおそらく若い人と同じような血糖管理を目標に、インスリンの投与方法と用量が決められ、退院後も同じ処方が続いていたのではないでしょうか。

　現在、低血糖を回避するために高齢者の血糖管理目標は緩くするという発想で、患者さん個々の状態に応じて設定しています。糖尿病専門医の間ではすでに普及していますが、事例の患者さんの管理目標はそうではなかったようです。そこが第一の問題です。

### 食事のエネルギー量が低く、摂取量にもむらがあった

　治療薬の服用だけでも、低血糖のリスクが非常に高い状態です。さらに施設で提供されていた食事のエネルギー量は800kcal/日で、入院中（1360kcal/日）より少ない状態でした。入院前日の夕食は全量摂取していません。それでも普段通りにインスリンを注射しています。これが2つ目の問題です。

### 異変を伝えられない状態だった

　このような状況から、夜間や早朝に無症候性の低血糖が何度も起きていたと思われ

ます。しかも認知症で要介護5ということから、ほとんど寝たきりの生活であったことが推測されます。高齢ゆえに低血糖症状が現れにくかったこともありますが(p.124、127)、症状があってもコミュニケーションがうまくとれず、介護者に伝わりにくかった可能性があります。ぼんやりしている、うとうとしている状態を、「夜だから眠いのだろう」と見過ごしていたかもしれません。

### 患者の状態をフォローできる環境でなかった

さらに、血糖値のモニタリングが必要なインスリン製剤が処方されていることや、低血糖のリスクがあるにもかかわらず、そのサポートが十分にできない施設に入所していたことも問題です。

このように複数の問題が重なり、重症低血糖から意識障害が起きたのは、当然の成り行きともいえます。

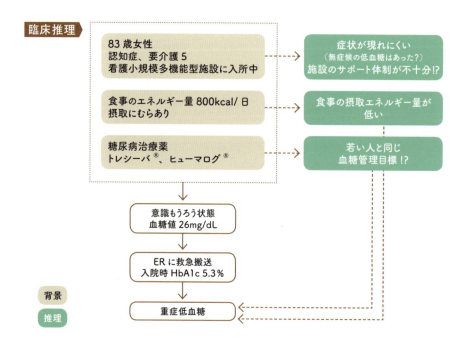

> **これだけは知っておきたい！**
>
> ▷ **糖尿病は高齢者に多い**
> ▷ **糖尿病は老化を促進する疾患**
>   ◆認知症の発症リスクを高める
>   ◆骨折のリスクを高める
> ▷ **血糖コントロールの目標は緩やかに**
>   ◆血糖管理目標値は通常より高めでよい
> ▷ **薬物治療の注意点**
>   ◆重症低血糖を起こしやすい薬
>   ◆その他の注意すべき薬

## ▷ 糖尿病は高齢者に多い

　高齢の糖尿病患者の多くは2型糖尿病であり、インスリン抵抗性の増大にインスリン分泌不足が加わった一般的な病態です。

　高齢者では、筋肉量が減り脂肪が相対的に多くなること（体組成の変化）で**インスリンの感受性、つまり糖の処理能力が低下**していきます。その結果、食前の血糖値は高くないのに、食後の血糖値が上がります。75g経口糖負荷試験で境界領域の人にこの傾向がみられ、その延長線上に糖尿病の発症があります。

　このような糖代謝の変化を背景にして、**血糖値もHbA1cも少しずつ上がり**、あるとき糖尿病のレベルに達します。このように、糖尿病は高齢者に多い疾患です。

## ▷ 糖尿病は老化を促進する疾患

　糖尿病になれば、合併症として腎機能障害、末梢神経障害、動脈硬化に加えて白内障、網膜症にもなりやすく、視力障害をきたします。また、難聴にもなりやすいともいわれます。なかでも高齢者において最も注意すべきものは、認知症と骨粗鬆症です。

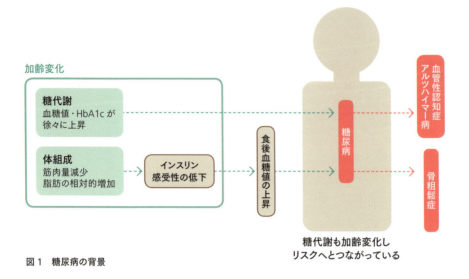

図1 糖尿病の背景

◆ 認知症の発症リスクを高める

　糖尿病は、血管性認知症やアルツハイマー病の発症のリスクを高めます。それぞれ、動脈硬化などの血管病変や脳内の糖代謝に影響した結果です。
　アルツハイマー病発症リスクは、2型糖尿病のない高齢者の約2倍といわれています。アルツハイマー病の本態は、アミロイドβ（以下Aβ）という神経毒性のあるタンパク質が脳に蓄積することです。インスリン分解酵素はAβの分解にも作用しますが、2型糖尿病ではインスリンを分解するほうにインスリン分解酵素の多くが使われてしまうため、Aβがたまりやすく、アルツハイマー病を起こすというものです。あくまで動物実験レベルでのデータで、臨床的に証明されているわけではありませんが、糖尿病がアルツハイマー病のハイリスクである理由の1つと考えられています。
　また、動脈硬化や脳梗塞などの血管病変がかかわる血管性認知症は、糖尿病の罹患歴が長い患者さんにみられます。
　なお前頭側頭型、レビー小体型の認知症は、糖尿病との関係はとくにありません。

◆ 骨折のリスクを高める

　糖尿病の合併症としての骨粗鬆症（糖尿病性骨粗鬆症）では、骨量の低下に加えて、骨の質が悪いために骨折しやすい、とされています。骨基質を形成するタンパクの糖化などが原因と考えられます。
　つまり糖尿病の患者さんは足腰が弱く、目も悪い、そして転びやすい。転倒すると

骨折しやすく、それが寝たきりの原因にもなります。認知症と骨折は、寝たきり状態をつくる大きな原因となりますから、それらを起こしやすい糖尿病はまさに老化促進病といえます。

## ▶ 血糖コントロールの目標は緩やかに

高齢者の血糖管理目標値は、以前よりも緩やかになりました。腎臓や肝臓の機能が低下していることや、多剤併用の高齢者が多いため、低血糖が起こりやすい状態であるためです。また、健康状態やADL、併存疾患などは個人個人異なります。

そこで、血糖管理目標値は患者さんの状態に応じて個別に設定することが、「高齢者糖尿病の治療向上のための日本糖尿病学会と日本老年医学会の合同委員会」から発表されました(表1)。

### ◆血糖管理目標値は通常より高めでよい

高齢者の目標とするHbA1c値は年齢、罹病期間、低血糖のリスク、サポート体制などに加え、認知機能や基本的ADL、手段的ADL、併存疾患など、個別性が重視され、若い人より高めです(表1)。若い人では網膜症、腎症、神経症の3大合併症や動脈硬化性の疾患を防ぐために、厳格な血糖コントロールが必要となります。

しかし、高齢期に発症した糖尿病では、合併症が出る前に患者さんが亡くなることも予想されます。また、「血糖を厳しくコントロールすれば、動脈硬化性疾患を防げる」というエビデンスが高齢者にはありません。それにもかかわらず厳格に血糖をコントロールしようとすれば、食事制限、服薬管理、インスリン注射と血糖値の管理、運動療法などが必要になります。つまり高齢の患者さんのQOLを低下させるような治療を導入しなければなりません。

高齢者だから難しいというだけでなく、そもそも厳密な血糖コントロールをするメリットがあまり期待できないという背景もあり、血糖管理の目標値が見直されました。認知機能やADLが低下するにともない、血糖管理の目標値は段階的に緩やかになっていきます。

事例の患者さんは要介護5で認知症ですから、少なくとも基本的ADLの低下があり、中等度以上の認知症と考えられます。その場合、HbA1c8.5％未満であればよいので(表1)、少なくとも強化療法のインスリンは必要なく、経口薬だけで十分コントロールできた可能性が高いのです。血糖の管理目標が変わることで、治療法が根本的に変わる可能性があることを知っておきましょう。

表1 高齢者糖尿病の血糖コントロール目標（HbA1c値）

| 患者の特徴・健康状態 注1) | | カテゴリーⅠ<br>①認知機能正常<br>かつ<br>② ADL 自立 | カテゴリーⅡ<br>①軽度認知障害～軽度認知症<br>または<br>②手段的 ADL 低下、基本的 ADL 自立 | カテゴリーⅢ<br>①中等度以上の認知症<br>または<br>②基本的 ADL 低下<br>または<br>③多くの併存疾患や機能障害 |
|---|---|---|---|---|
| 重症低血糖が危惧される薬剤（インスリン製剤、SU 薬、グリニド薬など）の使用 | なし 注2) | 7.0%未満 | 7.0%未満 | 8.0%未満 |
| | あり 注3) | 65歳以上75歳未満: 7.5%未満（下限6.5%）　75歳以上: 8.0%未満（下限7.0%） | 8.0%未満（下限7.0%） | 8.5%未満（下限7.5%） |

治療目標は、年齢、罹病期間、低血糖の危険性、サポート体制などに加え、高齢者では認知機能や基本的 ADL、手段的 ADL、併存疾患なども考慮して個別に設定する。ただし、加齢に伴って重症低血糖の危険性が高くなることに十分注意する。

注1：認知機能や基本的 ADL（着衣、移動、入浴、トイレの使用など）、手段的 ADL（IADL：買い物、食事の準備、服薬管理、金銭管理など）の評価に関しては、日本老年医学会のホームページ（http://www.jpn-geriat-soc.or.jp/）を参照する。エンドオブライフの状態では、著しい高血糖を防止し、それに伴う脱水や急性合併症を予防する治療を優先する。

注2：高齢者糖尿病においても、合併症予防のための目標は 7.0%未満である。ただし、適切な食事療法や運動療法だけで達成可能な場合、または薬物療法の副作用なく達成可能な場合の目標を 6.0%未満、治療の強化が難しい場合の目標を 8.0%未満とする。下限を設けない。カテゴリーⅢに該当する状態で、多剤併用による有害作用が懸念される場合や、重篤な併存疾患を有し、社会的サポートが乏しい場合などには、8.5%未満を目標とすることも許容される。

注3：糖尿病罹病期間も考慮し、合併症発症・進展阻止が優先される場合には、重症低血糖を予防する対策を講じつつ、個々の高齢者ごとに個別の目標や下限を設定してもよい。65歳未満からこれらの薬剤を用いて治療中であり、かつ血糖コントロール状態が図の目標や下限を下回る場合には、基本的に現状を維持するが、重症低血糖に十分注意する。グリニド薬は、種類・使用量・血糖値等を勘案し、重症低血糖が危惧されない薬剤に分類される場合もある。

【重要な注意事項】
糖尿病治療薬の使用にあたっては、日本老年医学会編「高齢者の安全な薬物療法ガイドライン」を参照すること。薬剤使用時には多剤併用を避け、副作用の出現に十分に注意する。

日本老年医学会・日本糖尿病学会編著：高齢者糖尿病診療ガイドライン 2017，p46，南江堂，2017

## 🚩 薬物治療の注意点

### ◆重症低血糖を起こしやすい薬

　糖尿病治療薬の中には、とくに低血糖を起こしやすい薬があります。インスリン製剤、スルホニル尿素（SU）薬、速効型インスリン分泌促進薬（グリニド薬）です。これら3種類のいずれかを使っている患者さんは、低血糖を起こす割合が高いので管理目標を少し緩くします。

　事例の患者さんは以前ミチグリニドカルシウム（グルファスト®）を使用していたそうですが、これはグリニド薬です。毎食前に服用し、食後のインスリン分泌を刺激する薬です。

　低血糖を起こしやすい治療は、高齢者にとってはすべて問題です。とくにSU薬は遷延性の重症低血糖を起こすことも多く、可能であれば使用を控えたい薬です。

　また、高血糖への対応で入院中に行われるスライディングスケールによるインスリン投与も一時的な処置であり、長期に行うことは避けるべきです。

### ◆その他の注意すべき薬

　SGLT2阻害薬は脱水や尿路感染症に、α-グルコシダーゼ阻害薬は便秘に注意が必要です。

表2　主な経口血糖降下薬

| 作用 | 薬 |
| --- | --- |
| インスリン分泌を促す薬 | SU薬<br>速効型インスリン分泌促進薬（グリニド薬）<br>DPP-4阻害薬 |
| インスリン抵抗性を改善し<br>末梢組織での糖利用を促進する薬 | ビグアナイド薬<br>チアゾリジン薬 |
| 糖の吸収・排泄を調節する薬 | α-グルコシダーゼ阻害薬<br>SGLT2阻害薬 |

表3　低血糖を起こしやすい経口血糖降下薬

| | |
|---|---|
| スルホニル尿素（SU）薬 | クロルプロパミド（アベマイド®）<br>アセトヘキサミド（ジメリン®）<br>グリクロピラミド（デアメリンS®）<br>グリベンクラミド（オイグルコン®、ダオニール®）<br>グリクラジド（グリミクロン®）<br>グリメピリド（アマリール®） |
| 速効型インスリン<br>分泌促進薬<br>（グリニド薬） | ナテグリニド（スターシス®、ファスティック®）<br>ミチグリニドカルシウム（グルファスト®）<br>レパグリニド（シュアポスト®） |

表4　主なインスリン製剤

| 分類名 | 一般的な注射の<br>タイミング | 持続時間 | 商品名 |
|---|---|---|---|
| 超速効型 | 食直前 | 3〜5時間 | ノボラピッド®、ヒューマログ®、アピドラ® |
| 速効型 | 食前30分 | 5〜8時間 | ノボリンR®、ヒューマリンR® |
| 中間型 | 朝食前30分 or<br>就寝前 | 18〜約24時間 | ノボリンN®、ヒューマリンN® |
| 混合型 | 食直前 | 18〜約24時間 | ノボラピッド 30・50・70 ミックス®、<br>ヒューマログミックス 25・50® |
| | 食前30分 | 18〜約24時間 | ノボリン 30R®、ヒューマリン 3/7®<br>イノレット 30R® |
| 持効型溶解 | 就寝前 or 朝食前 | 約24〜42時間超 | ランタス®、レベミル®、トレシーバ®、<br>ランタス XR®、ライゾデグ® |

表5　主なGLP-1受容体作動薬

| |
|---|
| ヒト GLP-1 アナログ（ビクトーザ®）<br>エキセナチド（バイエッタ®、ビデュリオン®）<br>リキシセナチド（リキスミア®）<br>デュラグルチド（トルリシティ® アテオス®） |

> **これだけはしておきたい！**
> 
> 🚩 **シンプルな薬で血糖をコントロールする**
> 🚩 **低血糖を常に想定する**
>   ◆症状が非定型であることも
>   ◆リスクを予想して血糖値を測る
> 🚩 **退院先と治療法をすり合わせる**
>   ◆退院先に合った治療法に変更してもらう
>   ◆治療法に適した施設を選ぶ
> 🚩 **糖尿病でも栄養をしっかり摂取する**

## 🚩 シンプルな薬で血糖をコントロールする

　事例の患者さんが行っていた1日1回の持効型インスリンのインスリンデグルデク（トレシーバ®）と、1日3回の超速効型インスリンのインスリンリスプロ（ヒューマログ®）の注射は、インスリン強化療法というものです。インスリンリスプロは本来、食前の血糖値で注射の用量を決め、確実に食べられるという前提で注射します。

　事例の患者さんは認知症であり、ADLの低下もあるため、自身で血糖測定や注射ができたとは考えられません。また、入所していた施設では看護師の数にも限りがあり、毎食前の血糖測定もできていなかった可能性があります。看護師が血糖測定をしていれば、そもそもこのような重症低血糖になって運ばれることもなかったはずです[※1]。

　いずれにしてもこのような治療をしようとすれば、どこかに無理が生じ、患者さんに不利益をもたらすことになります。高齢者の糖尿病では薬をシンプルにして、血糖をコントロールしていくことが望まれます。

　事例の場合ならインスリンリスプロの注射をやめ、BOT（basal supported oral therapy）[※2]という方法を取り入れます。

　一般に2型糖尿病の場合はインスリン分泌能もあるので、基礎分泌を1日1回のインスリンデグルデクのような持効型インスリンで補い、低血糖のリスクが少ないDPP-4阻害薬[※3]で食後のインスリン分泌を促して高血糖を抑える方法をとります。もし食前の血糖もそれほど高くなければ、インスリンデグルデクを注射する必要もありません。

　注射をやめれば毎回血糖を測定する必要もありませんから、患者さんや家族、施設のスタッフの負担を軽減できます。インスリンよりも低血糖を起こしにくい注射薬として、DPP-4阻害薬の作用点であるGLP-1の誘導体（GLP-1受容体作動薬）が使用可能です。

とくに週1回の注射薬であるデュラグルチド（トルリシティ® アテオス®）※4は、訪問看護や同居していない家族でも注射できるという利点があります。

> ※1　介護スタッフは医療行為を禁じられています。測定値や単位数の確認はできますが、血糖測定、インスリン注射、インスリン注射の単位の調整などはすべて医療行為であり、患者さん本人か家族、あるいは看護師などの医療者でなければ実施できません。
> ※2　BOT：経口血糖降下薬に持効型インスリン製剤などを上乗せして血糖をコントロールするものです。1日1回の注射でよいので、患者さんも受け入れやすく、低血糖も起こしにくいとされています。
> ※3　DPP-4阻害薬（ジペプチジルペプチダーゼ-4阻害薬）：インスリンの分泌を刺激するGLP-1というホルモンの分解を抑える薬です。低血糖を起こしにくいという利点がありますが、上部消化管の蠕動を抑えるため、食欲低下を来たすことがあります。週1回服用の製剤もあります。
> ※4　GLP-1受容体作動薬：DPP-4による分解を受けにくくしたGLP製剤で、インスリンの分泌を促します。

## 🚩 低血糖を常に想定する

### ◆症状が非定型であることも

　高齢者では、肝・腎機能の低下や併存疾患、薬の使用により、無症候性の低血糖や重症低血糖が起きやすくなっています。症状・徴候が現れにくく、非定型的なこともしばしばです（p.127）。まして認知機能やADLに問題のある患者さんでは、異常を訴えられない場合もあります。

　高齢の糖尿病患者であれば、低血糖の可能性を常に想定し、いつもよりぼんやりしていたら血糖値を測定するなど、数値を把握します。

### ◆リスクを予想して血糖値を測る

　また、重症低血糖のリスクがある薬を使用している患者さんであれば、リスクを予測しながらケアをすることが大切です。とくに低血糖を起こしやすい薬は、インスリン製剤、スルホニル尿素(SU)薬、速効型インスリン分泌促進薬（グリニド薬）であると前述しました。これらを服用中の患者さんの血糖値は注意深くフォローしなければなりません。

　血糖コントロールの状況によって血糖測定を行うタイミングは違いますが、判断のさじ加減として、血糖値が高いほうはある程度目をつぶります。しかし低い場合は低血糖のリスクがあり、継続した観察が必要です。とくにインスリン治療を行っている場合、測定値が100mg/dLを少し超えたくらいでは、状況次第で100mg/dLを切る可能性があるため、低血糖が起きそうな時間帯には必ず血糖値を測定しましょう。

## 退院先と治療法をすり合わせる

患者さんの退院先が、入院中と同じ治療を受けながら過ごせる環境であるか、把握していますか。入院中にどれだけよい状態になっても、退院先で重症低血糖を起こせば、認知症が進んだり寝たきりになったりと、患者さんにとって結果的にいいことはありません。

### ◆退院先に合った治療法に変更してもらう

入院中から退院後の生活を見越して、長期的な視点で治療法や血糖管理を、医師と一緒に考える必要があります。退院先の環境に合わせて、治療法を変えなければならないことがあるからです。

医師は、施設によって何がどのように違うのか、意外と知りません。退院調整を行う看護師がMSWなどとともに、施設で提供できる医療・ケアの状況など社会的資源を含めて退院後のサポート環境を把握し、何ができて何ができないかを医師に伝えてください。たとえば、介護系の施設に退院する患者さんならば、提供できる医療とケアはこういうものなので、インスリン製剤を使えない場合があること、よって治療法や薬の変更が必要であることを説明してほしいのです。

### ◆治療法に適した施設を選ぶ

患者さんが受けている治療法によって、適する施設は異なります。

インスリン注射を1日に3回するようなインスリン強化療法が必要な場合や、進行した認知症やADLの低下があるために自身で血糖自己測定（SMBG）ができない場合には、医療行為のできる職種が複数常駐している施設でなければなりません。医療者の数が圧倒的に少ない看護小規模多機能型の施設（複合型サービス）で、このような治療を実施することは難しいと言わざるをえません。

---

**退院後の生活を聞いているか**

70歳独居の男性、糖尿病教育入院中です。インスリンも導入となり、看護師から注射の手技を指導され、栄養指導を受けていました。なかなか手技が覚えられないようで、退院調整室の看護師さんから私にコールがあり、「この方、家に帰れると思いますか？」と相談を受けました。

患者さんにお会いして「食事は1日何回食べますか？」と伺ったところ、「適当に起きてからと……あとは夜かな」。1日2回しか食事をとらない人に「1日3回の薬内服」となっています。これでは、注射の手技以前に、家に帰ってもすぐに病院も戻ってくることになるかもしれません。明らかに認知症の症状もあったため、もう一度病棟と主治医と相談したほうがよいとアドバイスしました。

認知症の方は取り繕いがあるため、若い看護師はそれに気づけないことがあります。若いスタッフが多い急性期病院ではこのようなことがときどき起こってしまいます。

特に糖尿病の薬は低血糖を起こすと生命にかかわるため、退院後に本当に大丈夫か、低血糖を起こした時に助けてくれる人はいるだろうかという視点をもつことも大切になってきます（p.187）。

一方で、併存疾患がなくADLも自立している、低血糖のリスクが少ない治療や経口の糖尿病治療薬すらない場合なら、月1回の外来での血糖測定、訪問診療医が来たときの測定で十分です。よって小規模多機能型の施設や介護系の施設で問題ありません。

## ▶ 糖尿病でも栄養をしっかり摂取する

　高齢者では、「糖尿病だから食事制限をする」という考え方を変えなければいけません。糖尿病でも必要な栄養を摂らなければ身体が弱り、サルコペニアやフレイルの問題が生じるからです。

　事例の施設で提供されていた800kcal/日の食事は、糖尿病の栄養管理としても、かなり少ないエネルギー量です。しかも、患者さんはそれを残さず食べていたでしょうか。状況から推測するに、入院中よりも施設のほうが食事摂取量は少なかったはずです。全体の摂取量が少なければ、糖質の摂取量も減ります。それにもかかわらず、同じ用量でインスリン注射をしていれば、当然、低血糖は起きやすくなります。

　このようなことから、患者さんは毎食、何をどれだけ食べたか、何を残したか、摂取状況を正確に把握することが重要になります。

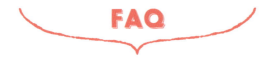

### Q1　シックデイのとき、薬はどうすればいいですか

　風邪をひいたりなんとなく食欲がなくて普段通りに食事が摂れない日（シックデイ）に、いつもと同じように糖尿病の薬を飲むあるいはインスリンを注射すると、低血糖を起こす可能性が高くなります。そのため、食事量に合わせて薬やインスリンを調整する必要があります。低血糖を起こしやすいSU薬やインスリンは中止する、半量にするなど対応しますが、具体的には医師の指示をもらっておくことが必要です。

## COLUMN

- **知っておきたい高齢者の非典型的徴候**（Dr. 秋下）

　手のふるえや空腹感のない低血糖、腹痛のないイレウス、胸痛のない心筋梗塞、呼吸苦のない肺炎……これらは、高齢者の非典型的徴候です。高齢者では、あるはずとされる症候が現れにくいことを知っておきましょう。

- **低血糖発作に備えた ID カード**（Ns. 長瀬）

　低血糖発作で救急搬送されてくる患者さんを多く経験しました。ほとんどがSU薬〔グリメピリド（アマリール®）〕を内服しているため「1泊以上は入院になりそうだね」と救急医が話していました。

　最も印象的だったのは、病院からほんの数メートル先で倒れ、救急搬送されて（戻って）きた高齢男性です。外来受診後、調剤薬局で薬をもらい帰宅途中でした。

　搬送されてきたとき、言葉を話さない妻も一緒でした。認知症で失語のある妻を、外来受診のときにいつも一緒に連れてきていたようです。低血糖による意識障害で患者さんは話ができず、妻の面倒をみてくれる人の連絡先もわかりません。空腹時採血のために朝食抜きで来院しており、「後で何か食べてくださいね」と外来の看護師は声をかけていたようです。しかし、認知症の妻と一緒に来た患者さんは、何か食べ物を買いに売店へ行くことも難しかったのかもしれません。

　いつもは低血糖で搬送されてきた患者さんがいても、外来に連絡することはありませんが、私は糖尿病外来担当の看護師に連絡しました。本人だけでなく、家族の状況をみて血糖管理を考えていかなければならないこと、低血糖で倒れたときの連絡先など、もう一歩踏み込んで考えていかないと、今後、妻までもトラブルに巻き込まれてしまう心配が考えられたからです。

　さらに、患者さんが目を覚ましたときに、「奥さんのこともあるので緊急時の連絡先をお財布でもいいので入れておいてください」とお話ししました（糖尿病協会HPではIDカードの紹介もされています）。

- **コンビニでバナナ、悪いこと？**（Ns. 長瀬）

　糖尿病で教育入院中のGさんは76歳になる男性で、20年前に妻と離婚して以来、一人暮らしです。「即、教育入院！」というほど、入院時の血糖値は高い状態でした。

　数日後、院内のコンビニエンスストアでGさんがバナナを購入しているところを、病棟看護師が目撃。チーム会で「Gさん、間食しています」と報告しました。

　すると入院後、Gさんから同じことを繰り返し質問されていた看護師から、
「独居だし、ちょっと認知症もありそうです。バナナを買うなんて、教育も耳に入っていないのでは？」との発言がありました。
「認知症じゃ、食事療法なんて守れないんじゃない？」

「そうだね、守れないよね」
と看護師たちは口々に言うものの、打開策はすぐには出てきません。そこで、通りかかった認知症ケアチームに相談となりました。
「診断はされていないのですが、認知症でしょうか」
　ベッドの空きがなくて、整形外科病棟に入院していたGさんを巡り、このように看護師から相談を受けた私は、まずGさんにお話を伺いました。
「どんな仕事していたのですか？」
「商社で働いていたよ。昔は本当によく飲みに行くことが多くてね」
「今はご飯どうしているのですか？」
「自炊するよ。野菜、摂るようにしているし」
「そうなんですね。たとえば入院される前の日はどんな食事を作られたのですか」
と話を進めていき、そうして核心に。
「今日はコンビニで何を買われたのですか？」
「バナナだけど。なんで？」
「バナナですか？」
「そう！　入院してから便秘になってきて、毎日バナナを食べると便がよく出るんだわ。だからバナナ買ってきた」
「そうだったんですね。バナナを食べるといいのですね。しかしGさん、実は果物には糖分がたくさん入っているんですよ。糖尿病の場合は、摂り過ぎると血糖が上がってしまうんです」
「えっ、そうなの。果物は身体にいいと思っていたから、結構食べるようにしていたよ」
　Gさんが「バナナを食べていたのは便秘対策」でした。
　患者さんや家族に「認知症？」「教育、効いてない？」とレッテルを貼る前に、患者さんの生活に着目すること、そして話を聞ける関係性を築くことから始めたいですね。

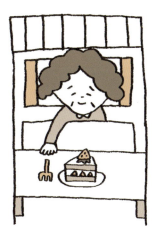

8 糖尿病治療薬

# 9 嚥下にかかわる薬
意識レベルと嚥下機能はかかわりが深い

▶ 事例

患者さんは88歳の女性、自宅で娘さんと暮らしていました。
「元気がない」とERを受診。体温は38.5℃でぐったりとしています。

尿路感染症で入院となり、抗菌薬治療を開始しました。
37.8℃に解熱してきたのですが、夜間にもぞもぞし始め、「おか～さん」と叫んだりしています。
リスペリドン（リスパダール®）内用液の内服で、1時間後には眠りました。
翌日からは、「21時にリスペリドンを予防的に内服」との指示が出されました。

認知症ケアチームが5日後に訪問すると、車椅子の背にもたれ、頭部は後屈しています。食事介助を受け、ご飯を食べている間もぼーっとしています。
「あれ？　食事は自立していたはず」と思いながら見ていると、「ごほごほ」とむせ始めました。
患者さんは認知症ケアチームが訪室した時点で、まだリスペリドンを内服していました。むせる原因はリスペリドンの可能性があると服用を中止。

3日後には、「おいしい」と言いながら1人できちんと食事を食べられるようになり、退院しました。

［事例提供：Ns.長瀬］　食事中の「むせ」を薬によるもの（過鎮静）だと気づくことができたため、この事例では未然に肺炎を防ぐことができたといえます。ただし、むせのない不顕性誤嚥のリスクも高齢者にはありますし、高齢者はそもそも嚥下機能が低下しています。嚥下機能を急に低下させる可能性のある薬、つまり肺炎のリスクにつなが

る薬について、整理しておきましょう。

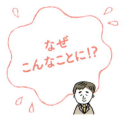

事例の患者さんは尿路感染症があり、それに伴う発熱がありますね。発熱だけでもぼんやりとします。

また、高齢者が急性疾患で入院すると、目が覚めたときにいま自分のいるところがどこかわからず(場所の見当識障害)、不穏状態になることがあります。このようなケースでは、以前から認知症と診断されていたかどうかを確認する必要があります(p.039)。

急性疾患で高熱がある状態のときは、認知症でなくてもせん妄を起こしやすくなります。せん妄自体が意識混濁という状態であり、意識レベルは低下しています。

そこにリスペリドン(リスパダール®)という中枢神経機能を低下させる作用をもつ抗精神病薬を投与したため、意識レベルがさらに低下し、過鎮静になっていたと思われます。リスペリドンはせん妄時の頓服使用が原則ですから、漫然と投与することは問題です。予防的に何日も投与する薬ではなく、患者さんが眠れないだけなら使う必要のないものです。

意識レベルと嚥下機能はかかわりがありますから、意識がぼんやりしている患者さんに、時間だからというだけでご飯を食べさせたために誤嚥を起こしたと考えます。

中枢神経系の作用を抑える薬はすべてそうなのですが、とくに抗精神病薬はその作用が強く、延髄にある嚥下にかかわる機能(嚥下中枢の機能)も低下します。ベンゾジアゼピン系の薬剤、抗けいれん薬なども同じです。中枢神経の機能を低下させるということは、末梢の調節機能も低下させるということです。調節という意味では、自律神経の機能もかかわっています。

患者さんが1人できちんと食べられるようになったことはよかったのですが、このような高齢者では潜在的に嚥下機能の低下があり、何かのきっかけで嚥下機能がより低下して再び誤嚥する可能性もあります。むせが出た時点で嚥下機能をもう少し詳しく調べたほうがよかったと思います。服薬を中止しても、なかなかスムーズに嚥下機能が戻らない患者さんもいます。

**臨床推理**

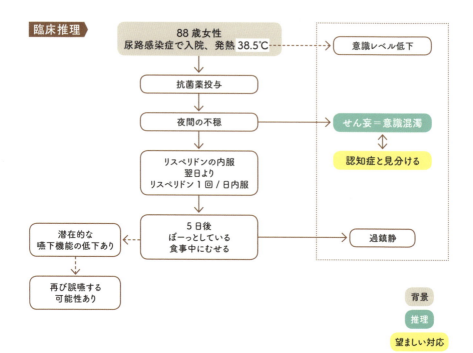

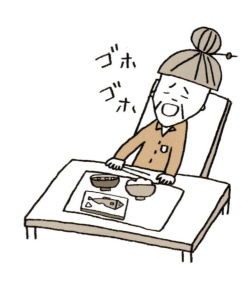

## これだけは知っておきたい！

▶ **嚥下機能を低下させる薬**
- ◆抗精神病薬は嚥下反射時間を延長する
- ◆抗コリン作用のある薬は誤嚥性肺炎のリスクを高める

▶ **肺炎の予防効果をもつ薬がある**
- ◆ACE阻害薬は誤嚥性肺炎の予防効果をもつ
- ◆アマンタジン、シロスタゾールに誤嚥性肺炎の予防効果がある

▶ **加齢による嚥下機能の低下がある**
- ◆嚥下反射に関わる神経の伝導速度が低下する
- ◆オーラルフレイルとオーラルサルコペニア

▶ **加齢による呼吸機能の低下がある**
- ◆肺のコンプライアンスが変化する
- ◆肺の末梢レベルでの防御能が低下する

▶ **肺炎のハイリスク群**
——COPD、心不全、脳梗塞、胃食道逆流症がある患者

---

## ▶ 嚥下機能を低下させる薬 ［図1］

　中枢神経の機能を抑える薬はすべて、嚥下機能を低下させ、また誤嚥性肺炎のリスクを高めます。定型・非定型抗精神病薬、ベンゾジアゼピン系あるいは非ベンゾジアゼピン系の睡眠薬や抗不安薬、抗痙攣薬などが該当します。

　誤嚥性肺炎のリスクのある認知症の患者さんには、定型抗精神病薬、抗コリン作用を有するパーキンソン病治療薬や鎮痙薬の使用を控えます。

### ◆抗精神病薬は嚥下反射時間を延長する

　ドパミンは嚥下反射と咳反射を刺激するサブスタンスP[※1]（以下SP）を合成しますが、抗精神病薬は脳内のドパミン作動神経末端でドパミン$D_2$受容体を阻害するものが多いので、嚥下反射時間が延長させる可能性があります。非定型より定型のほうが作用は強く、定型では明らかに嚥下反射時間が延長します。

　リスペリドン（リスパダール®）のような非定型抗精神病薬は、認知症でBPSD[※2]のある患者さんに使われます（p.140、ワンポイントアドバイス）。事例では患者さんにせん妄がみられたので、それに対する一時的な処置としてリスペリドンが使われました。

※1　サブスタンスP（SP）は神経伝達物質の1つで、咽頭や喉頭、気管の粘膜や、神経系、消化管系に存在し、アンジオテンシン変換酵素（ACE）などによって分解されます。肥満細胞や白血球の活性化、血管透過性の亢進、平滑筋収縮、唾液分泌亢進、咳嗽反射などさまざまな作用をもち、嚥下機能にもいいだろうといわれています。ただし、加齢とともにSPが低下するというデータはないようです。最近、降圧薬、一部のアロマなどがサブスタンスPの増加に関与するといわれていますが、それ自体が嚥下機能の改善に直接結びつくかどうか、まだ証明されていません。

※2　BPSD（behavioral and psychological symptoms of dementia）：認知症に伴う行動・心理症状。幻覚・妄想、不安・焦燥、不眠、徘徊、抑うつ、興奮・攻撃性などの精神症状や行動異常を指します。

### ◆抗コリン作用のある薬は誤嚥性肺炎のリスクを高める

　アセチルコリンは神経伝達物質であり、認知機能や消化管運動などの自律神経機能、舌・咽頭の筋肉収縮などにかかわっています（p.071）。そのため抗コリン作用のある薬は、嚥下反射（自律神経機能）と嚥下にかかわる筋力に影響して、嚥下機能を低下させます。

　また、アセチルコリンは嚥下する前の咀嚼の段階で、大事な唾液の分泌にかかわっています。よって薬の抗コリン作用により唾液の分泌機能が低下し、かつ味覚が低下します。抗コリン作用は腸管の蠕動運動も低下させるので、便秘の悪化から腹圧が亢進し、胃食道逆流を引き起こすこともあります。

　以上のことから、結果的に抗コリン作用のある薬は、誤嚥性肺炎のリスクを高めることが知られています。

## ▶ 肺炎の予防効果をもつ薬がある

　嚥下機能を低下させる薬とは逆に、改善する効果がある薬もありますので解説します。

### ◆ACE阻害薬は誤嚥性肺炎の予防効果をもつ

　誤嚥性肺炎ハイリスクの高血圧患者さんには、ACE阻害薬を使うことが推奨されています。ACE阻害薬には空咳という有害事象があります。それは、ACE阻害薬がブラジキニン[※3]やサブスタンスP（以下SP）などの生理活性物質の分解を抑制するからです。SP分解が抑制されて、嚥下反射や咳反射が亢進するとされます。肺炎の発症を予防するという研究結果もあります。

※3　ブラジキニンは内因性の生理活性ペプチドの1つで、血管を拡張させて血圧を下げます。ほかに発痛作用、血管透過性亢進作用をもち、また内臓平滑筋の収縮を誘導します。アンジオテンシン変換酵素（ACE）によって分解されます。

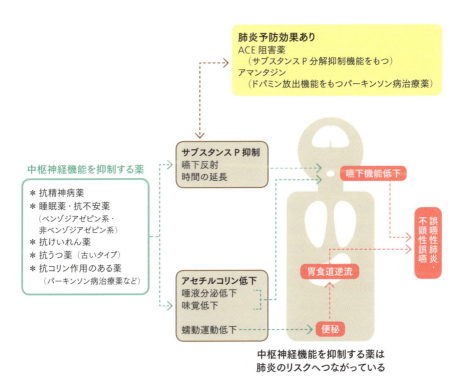

**図1　嚥下機能を低下させる薬と肺炎予防効果のある薬**

### ◆アマンタジン、シロスタゾールに誤嚥性肺炎の予防効果がある

　パーキンソン病治療薬で大脳基底核からのドパミン放出促進作用をもつアマンタジン（シンメトレル®など）、抗血小板作用と血管拡張作用をもつシロスタゾール（プレタール®など）は、嚥下機能を改善して肺炎予防に効果が認められます。シロスタゾールの効果は脳梗塞予防を介したものかもしれません。

## 加齢による嚥下機能の低下がある

　嚥下機能は、意識して行う部分と無意識に行っている部分があります。意識して行う部分は運動機能ですが、食べ物を咀嚼して食塊にし、それを感じてごくんと飲み込むまでのこの動きを私たちは無意識のうちに行っています。これには自律神経も関わって、反射的に行われています。

リスペリドンは中枢と末梢神経の機能を抑制しますので、事例にあったように、意識レベルが低下しているときに嚥下機能が急激に低下したことについては、すべて説明がつきます。
　さらに高齢者では、加齢による嚥下機能の低下があります。その点について整理しておきましょう。

### ◆嚥下反射にかかわる神経の伝導速度が低下する

　嚥下機能は、咀嚼と嚥下にフェーズが分かれています。口の中に食べ物が入ってきたときに、それを感知してかみ砕き、舌なども使って混ぜて、ひと塊にする。それをごくんと飲み込むことが、咀嚼から嚥下の過程です。
　通常、食塊を飲み込むと咽頭まで送り込まれます。そこにたまったことを感知すると気道は閉鎖され、食塊が食道へ送り込まれます。しかし、気道が開いたまま、あるいは一度閉じたのに送り込めない、嚥下しない状況があれば、息を吸ったときに食べたものが気道側に落ち込みます。
　咽頭に到達してから嚥下するまでの時間は、食塊の到達を感じて中枢へ伝達する経路と、中枢からの「はい、嚥下して」という指令を伝える経路がかかわります。加齢にともない、この嚥下反射にかかわる神経の伝導速度が低下します。

### ◆オーラルフレイルとオーラルサルコペニア

　咽頭の感覚低下には乾燥も関係しますが、皮膚の知覚低下と同様に咽頭の感覚機能低下があります。また、中枢から「嚥下して」という指令が出ても、適切に嚥下関連筋群がはたらかないこともあります。これはオーラルフレイル[※4]と呼ばれるものの一種です。
　オーラルフレイルでも、とくに喉頭から口腔にかけての筋肉量・筋力の低下、つまりオーラルサルコペニアがあります。高齢者になると首回りの筋肉が落ち、嚥下に関わる咽頭の筋肉も落ちていき、飲み込む力も低下します。
　これらの要因が重なって、嚥下機能は加齢とともに低下していきます。

> ※4　オーラルフレイルはさまざまな意味で使われています。「かむ」「咀嚼する」ことから「嚥下する」まで、口腔内のさまざまな機能の低下のことを示します。

## ▷ 加齢による呼吸機能の低下がある

　嚥下機能に直接かかわるものではありませんが、肺炎のリスクアセスメントのため

にも、高齢者の呼吸機能の低下についてもここで整理しておきます。

### ◆肺のコンプライアンスが変化する

肺の機能は、拘束性の障害という容量の低下やコンプライアンス（肺のやわらかさ）低下と、閉塞性の障害の両面で加齢変化が認められます。

閉塞性の障害は肺気腫などでみられる変化で、呼吸機能は低下しますが、それが嚥下機能低下に直結するというわけではありません。しかし、オーラルサルコペニアと同じように横隔膜の筋力が低下してきているため、深呼吸をしたときに大きく吸えません。また、呼吸機能の低下があると、肺炎になったときに肺の予備能が低下しているので重症化しやすくなります。

### ◆肺の末梢レベルでの防御能が低下する

加齢によって、肺の末梢レベルでの防御能の低下を認めます。子どもや成人ではむせても肺炎にならず、誤嚥して炎症が起きても肺炎にはなりません。高齢者ではそういった肺の局所の抵抗力が呼吸機能と関連して低下し、全身的な感染防御能も落ちています。

まず、①嚥下機能が低下することで誤嚥しやすくなります。次に②誤嚥すると肺炎に至る可能性が高くなり、③肺炎になったときには肺の予備能が低下しているため重症化しやすい、高齢者にはこのような肺炎へのリスクがあります。

## ▶ 肺炎のハイリスク群──COPD、心不全、脳梗塞、胃食道逆流症がある患者

誤嚥性肺炎を起こす高齢者の多くは、むせのない誤嚥をしています。いわゆる不顕性誤嚥で、認知症の進行した高齢者などにみられます。多くは、食物というより睡眠中に唾液とともに口腔内の雑菌が気道に入り込むもので、原因不明の一過性発熱、そしてもちろん誤嚥性肺炎の原因となります。いずれも嚥下機能の低下した患者さんによくみられます。

入院中に肺炎を起こさないよう、肺炎のハイリスク群であるCOPD、心不全、脳梗塞、胃食道逆流症のある患者さんには、誤嚥対策や口腔ケアがより重要になります。心肺疾患患者が肺炎になると、心肺機能が著しく低下して生命にかかわるケースが多いためです（p.140、ワンポイントアドバイス）。

> **これだけはしておきたい！**
> - 抗精神病薬は投与前に必要性を再考する
> - 薬の止めどきを提案する
> - 薬の服用で何が起こるかを予測する
> - 胃腸の蠕動運動を改善する薬を利用する
> - 退院後を見すえた口腔ケアを指導する

## 抗精神病薬は投与前に必要性を再考する

　事例では誤嚥性肺炎になる前に異変に気づき、投与を中止しています。もし使用を続けていたら、尿路感染症は完治したけれど肺炎を起こしてしまった、あるいは食べられないから胃瘻を造設しましょう、といった最悪の事態も考えられます。薬の知識があれば、これらは未然に防げることなのです。

　リスペリドンのような抗精神病薬の使用は、投与する前にもう一度、必要性をよく考え直すこと。また不穏時やせん妄時の処方に関しては盲目的に使うのではなく、患者さんの状態をアセスメントし、その結果を医師に報告し相談することです。

## 薬の止めどきを提案する

　リスペリドンは1回の服用で、何日も意識が混濁する患者さんもいます。少量でも投与後は、日中も眠っていないかなど翌日の様子を観察します。その結果、毎日服用が必要な状態ならば「3日間」といった短期間の指示になるでしょう。事例のように5日間も処方されていたならば、看護師側から疑問を提示する必要があり、「そろそろこの薬は中止してもいいでしょうか」と医師に提案してもよいと思います。

　事例の患者さんは、リスペリドンが効きすぎて過鎮静になっていたと思われます。「もともと元気な方」ということを家族への問診で聞き取っていますし、退院時の様子からもそれがうかがわれます。日中や夜間の様子だけでなく、看護師ならではの大局的な見方でアセスメントし、それに基づいてリスペリドンの処方に対して疑義照会できるはずです。

　嚥下機能を低下させるような薬を飲んでいる、すでに嚥下機能が低下していて認知症である、サルコペニアである、誤嚥性肺炎の既往があるといった高齢者は誤嚥性肺炎を起こしやすいので、より注意深いアセスメントが必要です。

## 🚩 薬の服用で何が起こるかを予測する

前述の通り、中枢神経機能を抑制する薬は肺炎のリスクを高めます。

夜中に動き出しまったく落ち着かない、点滴を抜いたり、ベッドから降りたりして危険があるならば、抗精神病薬や睡眠薬・抗不安薬を使うことはあります。しかしそれは薬物的拘束の1つであることを忘れてはいけません。薬は、不穏を予防するためのものではありません。

認知症ケアチームが行くまで何もしなかった事例の対応は、実は問題あり！です。使用している薬によって、どのような有害事象が起きやすいかを、看護師1人ひとりが把握しておくことは重要で、最低限おさえておくべき事柄です。薬の投与後、患者さんに何らかの変化があれば、投与された薬との関連性がないか疑う、異変があれば医師に報告するなど、現場の看護師も積極的にかかわっていく必要があります。さらに、意識レベルが低いときにご飯を食べさせると危ないことは、言わずもがなのことでしょう。

薬や食事介助のタイミングが誤嚥性肺炎のリスクを高めるかもしれないということを、心に刻んでおきましょう。

## 🚩 胃腸の蠕動運動を改善する薬を利用する

高齢者の肺炎の多くは誤嚥性肺炎です。口腔内の雑菌や食物残渣、胃食道逆流による胃酸や食物、また味噌汁などを誤嚥すると炎症を起こし、肺炎になります。そのため、低下した胃腸の蠕動運動を改善する薬物により、胃酸や食物の胃食道逆流を防ぎます。

## 🚩 退院後を見すえた口腔ケアを指導する

もちろん退院後も肺炎予防のために、残歯のケアを含めてしっかり口腔ケアをしていけるように、入院中から患者

### 機能低下予防の視点を取り入れているか

肺炎で入院すると、食事を中止することがあたりまえのように行われていました。しかしそれでは、ますます食べる機能を低下させることになります（前述のオーラルフレイル）。看護師の大きな役割は、食事中止期間をいかに短くできるかの観察力と、機能低下予防の視点を取り入れたケアでしょう。

その中の1つが口腔ケアです。口腔ケアといっても口腔内清掃をすることだけではなく、その方のもつ機能を維持できるような視点をもっているかが大切になります。座位姿勢がとれるのか、歯ブラシをもてるのか、うがいができるのか。高齢者の1つひとつの筋肉が、どのように使われているのかをみているでしょうか。

そういう視点でみていくと、口を動かすためにお話をしたり、大きな声で一緒に発声したり、上肢を動かしながら深呼吸を促したりすることも、食べるための支援につながります。

さんや家族に「肺炎予防のために歯磨きをしっかりしましょう」と、口腔ケアを指導していくことも大事です。

　誤嚥イコール肺炎ではありません。しかし、誤嚥すれば肺炎のリスクが高くなりますから、むせたらいつもよりも意識的にその患者さんの様子を観察しましょう。また、誤嚥した翌日に熱が出ることもありますが、すぐに「薬!」ではなくアイシングなどで様子を見ます。ただし食事の際にはより注意深い観察が必要です。

> ワンポイントアドバイス

### 認知症でBPSDのある患者さんに使われる抗精神病薬

　事例の患者さんにリスペリドンが使われましたが、抗精神病薬は認知症のBPSD（行動・心理症状）やせん妄に対してもよく使われています。リスペリドンは統合失調症の薬ですから、臨床的に使っていいのかという点ではかなり議論のある薬剤です。
　保険診療上も、認知症のBPSDに対して保険適用とはなっていません。しかし、「一応、そういう場合でも認める」という通達が厚生労働省から出されています。しかし薬物有害事象も多く、本来、あまり使ってほしくない薬です。

### 肺炎球菌ワクチンとインフルエンザワクチン

　肺炎球菌ワクチンは、肺炎のリスクが高い患者、肺炎の既往がある高齢者において肺炎の発症を抑制する効果があります。とくに心不全、冠動脈バイパス術の既往など心疾患やCOPDなどの呼吸器疾患をもつ高齢者には、肺炎球菌ワクチンの予防接種を勧めます。心肺疾患患者が肺炎になると、心肺機能が著しく低下して生命にかかわるケースが多いためです。
　また、COPD患者のインフルエンザ感染は、肺炎発症のハイリスク因子になります。インフルエンザワクチンの接種により、死亡率が大幅に低下することがわかっています。肺炎球菌ワクチンは5年に1回の接種ですが、インフルエンザの予防接種は毎年受ける必要があります。ワクチンを注射してもすぐには免疫ができないので、高齢者は流行する季節の初めにインフルエンザの予防接種をしてもらうよう指導してください。

## COLUMN

■ 「食べられるようになってもらいたい」は人生を支援すること（Ns. 長瀬）

「食べられるか、食べられないか」は、高齢者にとっては人生の分岐的にもなりうるものです。食べられないなら連れて帰れない、食べられないなら施設ではなく病院……と、退院先の選択肢が限られてくるのです。そのため、できるだけ早くに食べられるようになるよう支援することが望まれます。

そんなときには、NST（栄養サポートチーム；Nutrition Support Team）や管理栄養士に相談してみましょう。私たち看護師が知らない補助食品のサンプルを持っていたり、患者さんに合った食事の提供を試みることへの協力が得られます。そこでは「患者さんに、食べられるようになってもらいたい」という価値観の共有と、普段からの関係づくりが大切になってきます。

■ 薬効だけでなく剤形にも着目（Ns. 長瀬）

「食べられなくなった」というときには、原因の鑑別を行っていきます。疾患が原因の場合もありますが、薬剤が影響していることもあります。

アリセプトは食事がとれなくなる原因にもよくなります（p.074）。食べられない原因となる薬剤を理解し、食べられなくなった際には、それと同時に新しく開始された薬剤はないかどうかを聴取していきます。

認知症のある方は、アルツハイマー型認知症であれば嚥下障害は重症になってから起きるといわれています。経過にあわせて、内服できていた薬剤が飲み込みにくくなったりということも起きてきます。口腔内崩壊（OD）錠への変更やパッチなど、他の投与方法を検討することも大切になってきます。

また、嚥下の悪い患者さんは、食事で疲労してくると、食後の薬を内服する前にむせてしまうことがあります。だからといって、食事に混ぜたりしてはいけません。食事が美味しくなくなることで、召し上がらなくなってしまうこともあるからです。口腔内崩壊錠やゼリータイプへの変更、あるいは服薬ゼリーの活用などの工夫も必要です。

高齢者が食べられないときは、多職種カンファレンスをすることで原因究明にもつながり、さまざまな視点からのケアのありかたを見いだせるかもしれません。

# 10 免疫抑制作用のある薬
適応が増えてきている

▶ 事例

> 3年前に関節痛で整形外科を受診し、関節リウマチ(RA)と診断されている77歳の男性です。
> 1月のある日曜日、咳嗽と食欲低下がみられ「風邪だな」と自宅で様子をみていましたが、改善することなく水曜日に38.5℃の発熱。それでも、「風邪くらいならそのうち治るだろう」と放置していました。
>
> 金曜日、解熱しないので近所の内科クリニックを受診。
>
> 抗菌薬を処方され内服したものの39℃の熱が続き、日曜日になって、病院の救急外来を受診しました。
> 胸部X線所見から、肺炎と診断され、即入院となりました。
>
> [整形外科での処方]
> リウマトレックス®（メトトレキサート、免疫抑制薬）2mg　4錠　1日2回（朝夕）火曜日
> フォリアミン®（葉酸）5mg　1錠　1日1回（朝食後）土曜日
> プレドニゾロン®（プレドニゾロン、副腎皮質ホルモン製剤）1mg　2錠　1日2回（朝夕）
> タケプロン®OD（ランソプラゾール、消化性潰瘍治療薬）15mg　1錠　1日1回（朝）

[事例提供：Ns.長瀬]　関節リウマチに使われる副腎皮質ホルモン（ステロイド）は古くから使われていますが、感染症を誘発する薬としても知られています。近年は、免疫抑制薬が関節リウマチの第一選択薬となってきており、適応となる疾患が増え、高齢者にも使われる機会が多くなっています。

　免疫機能も老化により変化してきている高齢者にとって、これはちょっと問題にな

りそうです。

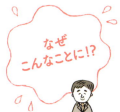

　患者さんは38.5℃の熱が出た時点で受診すべきでした。そのときに肺炎とわかれば、抗菌薬の使い方が変わっていました。抗菌薬は初期の段階で大量投与し、血中濃度を上げて菌をたたくというのが現在の考え方です。治療が遅れるほど、抗菌薬の効き目は悪くなるからです。
　このような事態になる前に、日ごろから関節リウマチを管理している整形外科医が、薬の特徴や薬物有害事象について、また「発熱したら重症の感染症を起こしているリスクが高いので、念のため受診してください」といった対処を伝えておく必要がありました。
　患者さんには、免疫抑制薬であるメトトレキサート（リウマトレックス®）と、副腎皮質ホルモン（ステロイド）のプレドニゾロン（プレドニゾロン®）の2種類が処方されています。関節リウマチという病気だけをとらえると、現在、ステロイドはあまり使用されなくなってきています。しかし、この患者さんの場合、おそらく以前から服用されているのでプレドニゾロンを中止できなかったのでしょう。プレドニゾロンは長期間服用していると副腎機能を永続的に停止させてしまい、離脱が困難になります。
　関節リウマチの第一選択薬となるメトトレキサート（MTX）の特徴についてみてみま

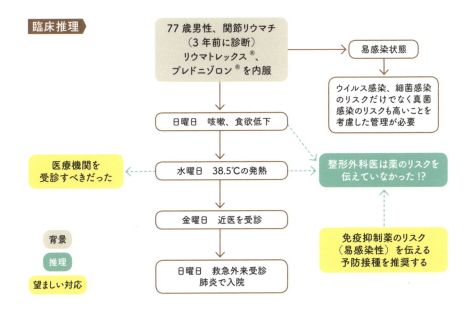

10　免疫抑制作用のある薬

しょう。これは免疫抑制作用のある抗リウマチ薬です。自己免疫疾患である関節リウマチの免疫機能を抑えることによって関節リウマチをコントロールします。

　使われているもう1つの薬はステロイドのプレドニゾロンで、こちらも免疫抑制作用があり、古典的に易感染の原因となる薬として知られています。

　高齢であることに加え、免疫抑制作用のある2種類の薬の服用により、患者さんはかなり感染を起こしやすい状態でした。ウイルス感染、細菌感染のリスクが高いだけでなく、真菌感染のリスクも高いと考えて、管理をしていかなければいけないケースです。

> **これだけは知っておきたい！**
>
> ▶ **高齢者は感染を起こしやすい**
> ▶ **免疫抑制作用のある薬の使用が増加している**
>   ◆多くの疾患に使われている
>   ◆使っている高齢者が増えている
>   ◆関節リウマチには抗リウマチ薬が第一選択
>   ◆臓器移植にも使われるシクロホスファミド

## ▶ 高齢者は感染を起こしやすい

　基本的には、高齢者は感染を起こしやすいという背景があります。
加齢により免疫機能は低下しますが、一様に落ちているわけではありません。老化自体がさまざまな慢性炎症によって起きるので、そのような、ある意味で病的な部分での免疫機能はむしろ活発です。しかし、感染防御にかかわる免疫機能は低下してきます。
　全般的に免疫を司る細胞数が減って、分布も変わり、質的にも変貌します。たとえば、胸腺やリンパ節で作られる自己免疫細胞の調整状況が変わってきます。それにより守るべきものを守れず、逆に身体を攻撃する機能が活性化することがあります。つまり、免疫調整機能が本来の適正な状況から、コントロールが効かない状況になってくるのです。このように免疫の"調節"機能が低下してくることが加齢変化です。
　その結果、高齢者の身体では、外的ストレス、感染性・外来性の微生物を排除する機能が低下している一方で、一部の自己免疫疾患(リウマチや膠原病など)が増えるというアンバランスなことが起きているのです。
　このような加齢による変化だけでなく低栄養や慢性疾患も加わり、感染防御能が低下している状態です。そこに、今回の事例のように免疫機能を抑制するような薬が加わるので、感染のリスクがとても高くなるのです。

## ▶ 免疫抑制作用のある薬の使用が増加している

### ◆多くの疾患に使われている

　リウマチをはじめ自己免疫疾患は、本来は身体を守るための免疫機能が暴走し、自

身の組織を傷つける病態です。そのため、免疫抑制作用のある薬によって、その暴走を止める治療が行われます。以前は、暴走によって起きた炎症を抑えるステロイドが主たる治療薬でしたが、今では免疫のメカニズムの解明によって、暴走の原因となる物質にのみ抑制がかかる薬が開発されています。それがメトトレキサート（MTX）などの免疫抑制薬であり、そのターゲットがより絞られたものが生物学的製剤です。これらは、がんや臓器移植など、他の免疫にかかわる治療にも使われます。

関節リウマチに使われるDMARDs（疾患修飾性抗リウマチ薬）の中でも低分子抗リウマチ薬、生物学的製剤は、みな免疫抑制作用のある薬です。インフリキシマブに代表される腫瘍壊死因子α（TNFα）阻害薬や、IL-6阻害薬、IL-1阻害薬など、サイトカインの中和抗体や阻害薬のような生物学的製剤も、関節リウマチの治療に使われるようになってきています。

これらの薬は既存治療で効果不十分な場合に使います。たとえば関節リウマチやクローン病、ベーチェット病、尋常性乾癬、乾癬、潰瘍性大腸炎などで、MTXなどの標準治療薬が効果不十分な場合です。基本的には自己免疫疾患に使われますが、このように免疫抑制作用のある薬に適応する疾患が広がってきました。

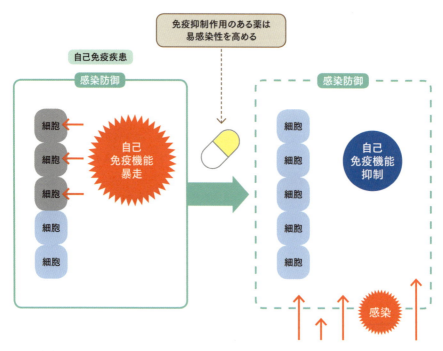

**図1 免疫抑制作用のある薬は易感染性を高める**

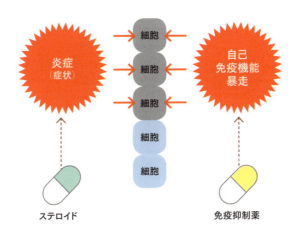

**図2　ステロイドと免疫抑制薬は、抑えるターゲットが違う**

◆ 使っている高齢者が増えている

　これまでは自己免疫疾患の多くにはステロイドを使っていましたが、予後は悪く高齢期まで生存できる方は多くありませんでした。しかし、低分子抗リウマチ薬や生物学的製剤の登場によって疾患をコントロールできるようになり、高齢期まで比較的元気に生活できるようになりました。そういう意味で、"高齢で自己免疫疾患に罹患している患者さん"が増えてきたのです。そして、高齢期もそれらの薬は継続して使われるようになったので、その薬を服用している高齢患者さんが増えてきました。

　さらに、以前は使わなかった薬を、現在は高齢発症の場合でも積極的に使うようになりました。免疫抑制薬を高齢者に使うことにも問題はありますが、

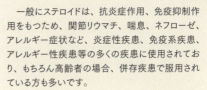

**ステロイドの長期内服を確認しているか**

　一般にステロイドは、抗炎症作用、免疫抑制作用をもつため、関節リウマチ、喘息、ネフローゼ、アレルギー症状など、炎症性疾患、免疫系疾患、アレルギー性疾患等の多くの疾患に使用されており、もちろん高齢者の場合、併存疾患で服用されている方も多いです。

　ステロイドは「量が多いほど」「投与期間が長いほど」、感染症のリスクが高くなるといわれています。そのため、高齢者の場合は長期的に服用されている場合も多いことから、いつから服用しているのかを確認すると、さらに感染のリスクに気づくことができるでしょう。一方で、長期的に内服している高齢者であると"感染管理をおろそかにしてしまうリスク"があるので注意しましょう。

　また、ステロイドを使用してると、皮膚の細胞増生を抑えてしまうため、皮膚の菲薄化がすすみ、皮膚のバリア機能が破綻しやすくなります。さらに加齢変化によっても皮膚が脆弱化するため、ちょっとした外的刺激によっても非常に弱く、皮膚状態の観察、そしてスキンケアが感染予防の点からも大切になります。

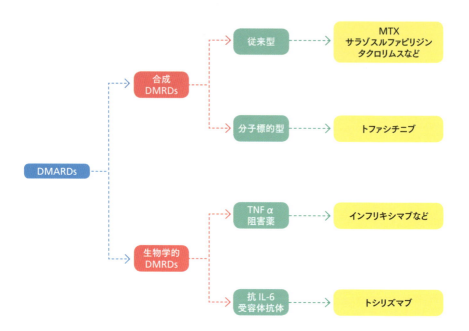

図3　抗リウマチ薬の分類

ステロイドを使うよりはいい、という判断です。ステロイドは感染のリスクなどさまざまな副作用がある割に、疾患をそれほどコントロールできないからです。

このように二重の意味で、免疫抑制作用のある薬を使っている人が増えてきました。

◆関節リウマチには抗リウマチ薬が第一選択

関節リウマチに対して、現在は年齢に関係なくプレドニゾロンの使用を避け、MTXのような抗リウマチ薬を中心とする治療が主流です。抗リウマチ薬の使用に伴う感染のリスクはありますが、全体的なリスクやメリット・デメリットのバランスからみると使ったほうがいいと判断されています。MTXを使うことで、関節変形などが起きにくくなっています。

前述したように、そのおかげで高齢期までADLを保ちつつ生活することができるようになりました。

ちなみに、メトトレキサート（リウマトレックス®）は関節リウマチ以外に多発性筋炎、皮膚筋炎、ベーチェット病、SLEなどで使いますが、クローン病や潰瘍性大腸炎には使いません。

### ◆臓器移植にも使われるシクロホスファミド

　MTX以外の免疫抑制薬として、シクロホスファミド(エンドキサン®)が、膠原病以外の自己免疫疾患や腎移植などの臓器移植後に使われています。また、抗がん剤としても使われている薬です。

　この薬のおかげで、腎移植を受け、透析をせずに普通の生活をしつつ、70代になっても元気で暮らしている方もいます。しかし免疫抑制薬を内服しているので、いったん感染症になるとやっかいです。MTXと同じように、感染への注意が必要です。

> **これだけはしておきたい！**
> 
> ▷ 感染症から高齢者を守る
>   ◆ウイルス・細菌感染から守る
>   ◆ニューモシスチス肺炎から守る
>   ◆結核、B型肝炎から守る
> ▷ 患者さんへ感染予防の啓発を実施する

## ▷ 感染症から高齢者を守る

　免疫抑制作用のある薬を使用する高齢者が増えていることを前述しました。事例の患者さんのようにプレドニゾロンとDMARDsを併用する場合、感染防御能はかなり低下します（2mg/日と量が少ないのですが）。感染症から高齢者を守る方法を考えなければいけません。

### ◆ウイルス・細菌感染から守る

　1つは、いわゆる感冒やインフルエンザなどのウイルス・細菌感染から守ることです。これらに対する薬の予防的投与は普段はしないため、手洗い、うがい、感染者との接触を避けるなど、予防策を徹底的に講じていきます。

　免疫抑制作用のある薬を服用している人は、日常生活においてはショッピングモールのような人混みを避ける、流行期には子どもとの接触もなるべく避ける（子どもは風邪のウイルスやインフルエンザウイルスをもち込むことが多い）など、感染源に近づかないようにしてもらいます。入院中は、患者さんをはじめ、家族、見舞い客も手洗いを徹底してもらいます。もし、インフルエンザ患者に接触した場合には、抗ウイルス薬を短期間服用していただく場合があります。

　医療従事者も当然マスクの着用、手洗いの実施など、適切な感染予防策を行い、自らが感染源にならないよう注意しなければなりません。

> **感染時、薬剤原因を疑う
> アセスメントができているか**
> 
> 　高齢患者さんが発熱し感染症が疑われると、一般的に主に「尿路感染症」「肺炎」等の感染症の鑑別を行っていくと思いますが、その背景に①免疫低下する疾患や②免疫低下させる薬剤の内服はないかも確認します。
> 　リウマチが原因で間質性肺炎を来すこともありますが、薬剤性でも起こり、喫煙歴やCOPDなどの肺疾患があるとさらにリスクが高まります。

### ◆ニューモシスチス肺炎から守る

免疫抑制薬とステロイド、とくに単独で高用量のステロイドを使っている場合は、日和見感染症であるニューモシスチス肺炎のリスクが高く、これに罹患すると重症化し死を招くこともあります。

ニューモシスチスは真菌の一種で、スルファメトキサゾール・トリメトプリム(ST合剤:バクタ®、バクトラミン®)を予防的に投与します。それ以外の薬もありますが、第一選択はST合剤です。また、高用量のステロイドを長期間投与する場合も、ST合剤を投与します。抗菌薬を長期使う弊害もありますが、ニューモシスチス肺炎による死を防ぐことがまずは重要です。

> **現病歴・既往歴・薬剤歴を総合的に見る**
>
> ステロイドの長期内服や抗がん剤治療(化学療法)によって易感染性状態・免疫不全を起こし、免疫抑制状態である場合は、予防的にST合剤(バクタ®)を処方されていることがありますが、そのような患者さんが発熱・空咳・息苦しさが出現した場合は重篤になることがあるため、速やかに医師へ報告が必要です。
>
> また、治療によって免疫抑制されると、結核やB型肝炎ウイルスも再活性化することもあるため、既往歴を確認しておくことが大切です。
>
> 高齢者の場合は、現病歴・既往歴・薬剤歴をあわせて総合的にみていくことで、予防的にケアできることはないかという視点をもつことが大切になります。

### ◆結核、B型肝炎から守る

もう1つは結核です。高齢者は新規に結核を発症するリスクも高いのですが、一度罹患したことがある高齢者では、くすぶっていた結核菌が活動を始める可能性があります。抗結核薬を予防的に服用することで発症を防ぐ場合もあります。

同じように免疫機能が低下したときに発症するのがB型肝炎です。一般的にB型肝炎ウイルスによる急性肝炎は、ほとんどが治癒します。しかし、その約1割に、肝炎ウイルスが体内に残っているといわれています。そういう人が薬で免疫抑制状態になると、おとなしくしていたウイルスが再活性化して暴れだします。

子どものころに水疱瘡にかかったことがあるはずですが、そのときの水痘ウイルスが、免疫低下時に再び活性化して帯状疱疹として現れる。それと同様の理屈でB型肝炎を発症する人がいるようです。過去にB型肝炎に罹患している高齢者は意外とおり、この場合、免疫抑制状態なのでB型肝炎を発症すると、死亡リスクもかなり高いようです。

\*

ニューモシスチス肺炎、結核、B型肝炎の3つは要注意で、これらのウイルスのチェックも場合によっては必要になります。

また、インフルエンザワクチンや肺炎球菌ワクチンの予防接種を推奨します。肺炎による死亡が減少する、肺炎の発症頻度を抑えるなど、有効性が認められています。ただし、B型肝炎ワクチンについては、免疫抑制状態では抗体が付かないことも多く、必ずしも推奨されません。

さらに、免疫抑制状態でB型肝炎を発症した患者さんから感染した場合、劇症化する率も高いといわれます。他の患者さんへの感染対策はもちろん、医療者自身もワクチン接種だけでなく、針刺し防止策や感染性廃棄物の取り扱いなど、安全対策の徹底が求められます。

> **多職種への感染予防教育をしているか**
>
> インフルエンザは、慢性呼吸器疾患、慢性心疾患、糖尿病、腎障害などがあると重症化しやすくなります。
> 高齢者施設での感染管理は、「施設外から持ち込まない」「施設内で広げない」ように、ケアスタッフの手指衛生と標準予防策が必要ですが、看護・介護・リハビリのそれぞれの教育背景が違うため、施設内での感染予防における教育も重要になります。

## 🚩 患者さんへ感染予防の啓発を実施する

免疫抑制作用のある薬を使っている患者さんが退院するとき、あるいは外来で、患者さんや家族に向けた感染予防の啓発をしてください。今後生活するうえで、どのように感染を予防したらよいか、何に気をつけたらよいのか、どのようなときに受診したほうがよいかなどの説明は、欠かせません。

事例の患者さんは肺炎でしたが、過去に結核や肝炎にかかったことがある患者さんでは、より注意が必要です。

---

**ワンポイントアドバイス**

### 感染のリスクを高めてしまう意外な薬

事例の患者さんには、ステロイド性の潰瘍を予防するため、プロトンポンプ阻害薬（PPI）のランソプラゾール（タケプロン®）が併用されています。実はこれを使うと、感染のリスクが上がってしまうのです。なぜならPPIによって胃酸の分泌が強力に抑えられることで、胃酸による殺菌効果が弱まるからです。

PPIは、高用量あるいは長期連用によって感染のリスク、とくに肺炎やクロストリディウム・ディフィシルによる腸炎のリスクが高まるといわれています。もしかしたら事例の患者さんにはこの薬の影響もあったかもしれません。

関節リウマチに関係なく、PPIを服用している患者さんはたくさんいます。たとえばアスピリンとPPIが併用されている患者さんでも、肺炎のリスクが高くなる可能性があります。

### リウマチ性多発筋痛症

　高齢発症が多いリウマチ性多発筋痛症（PMR）は、症状・所見が関節リウマチに似ていて鑑別に苦慮しますが、治療に MTX を使わず、ステロイド（プレドニゾロン）を使います。ステロイドが著効を示す疾患で、比較的短期間に量を減らせる予後のいい疾患です。

### ステロイドを使うなら骨粗鬆症予防薬も必要

　関節リウマチの患者さんは骨が弱くなり、とくにステロイドを使っていると骨粗鬆症のリスクが高まります。ステロイドを使う場合は骨粗鬆症の予防的治療も必要で、ビスホスホネートを一緒に使います。
　事例の患者さんには処方されていませんが、実際は必要だったと思います。関節の炎症、変形・破壊が起きる疾患に罹っているので骨も侵されやすく、運動器系の機能をしっかり維持するためにはビスホスホネートを使い、少なくとも骨粗鬆症を予防していくことが必要です。

## COLUMN

### ■ 在宅こそ注意（Ns. 長瀬）

　遠方にいる私の家族が「蕁麻疹がでた」といってスマホから画像を送ってきました。「最近、病院行った？　これはきっと薬のせいだよ」と返信。「これはひどい。糖尿病もあるし、ステロイドも 30mg か……不眠も訴えているし」とアセスメントし、近所の皮膚科を受診してもらい、ステロイドが開始となりました。しかし、そのとき感染管理について説明することをすっかり忘れ、その結果、口腔内カンジダになりヒヤッとしました（最終的には薬疹で総合病院に入院するという状況にまで……）。
　自身の家族のこととなると、つい気が緩んでしまいましたが、在宅だからこそ「基本的な感染対策を」と注意しなければならないと反省しました。

# 11 漢方薬
### 有害事象がないわけではない

▶ 事例

> 79歳の男性です。自宅でバランスを崩して転倒し、大腿骨頸部骨折による手術目的で入院してきました。
> 術前検査をしたところ、血清カリウムが2.2mEq/L[※1]と著しい低値であることがわかり、カリウムの補正が必要になりました。
> レビー小体型認知症で専門病院に通院しており、以下の薬が処方されています。
>
> ※1 血清カリウムの基準値：3.5〜5.0mEq/L
>
> ［認知症専門病院の処方薬］
> 芍薬甘草湯（疝痛、過労性筋肉痛など）　1.5g　1日1回（朝食後）
> 抑肝散（神経症、不眠症、認知症など）　2.5g　1日1回（夕食後）
> ドパコール配合L50®（レボドパ＋カルビドパ、パーキンソン病治療薬）　8錠
> 　　1日5回（朝食後10時、昼食後15時、夕食後）
> メシル酸ペルゴリド®（ペルゴリド、パーキンソン病治療薬）50μg　2錠
> 　　1日2回（朝夕）
> リバスタッチ®（リバスチグミン、認知症治療薬）パッチ9mg
> フルメタ®（モメタゾンフランカルボン酸エステル）ローション（リバスタッチでかぶれたとき）
> ほかに近隣の内科クリニックで高血圧の薬として、
> カルスロット®（マニジピン、Ca拮抗薬）20mg　1錠　1日1回（夕食後）

［事例提供：Ns.長瀬］　漢方の高齢者への有用性が示唆され、広く使われるようになりました。認知症に有効な抑肝散は、よく使われる漢方の1つです。しかし、漢方といえども効果がある分、有害事象もあります。

　歴史は古いけれど、なかなか学ぶ機会のない漢方、看護師としてどのような視点を

もつことが必要でしょうか。

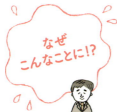

　この事例でまず注目すべきことは、血清カリウムが2.2mEq/Lと著しく低いことです。この数値は手術をする・しないにかかわらず、すぐにカリウムを点滴投与して補正しなければならない値です。

　体内のカリウムイオン（$K^+$）は、おもに細胞内液中に存在しています。細胞外液中には少量あるのみですが、心筋をはじめとする筋肉の活動や神経刺激の伝達などに重要な働きをしています。この細胞外液中の$K^+$、つまり血液中のカリウム値が基準値より低いということは、細胞内との$K^+$の交換に問題があることを示しており、すべての細胞機能にかかわってきます[※2][※3]。そして細胞外液中の$K^+$はもともと少量なので、数値的には小さな変化でも、身体には大きな影響を及ぼすことになります。

　よってカリウム値がここまで低い場合、まず問題となるのが不整脈の発生であり、それも致死的な不整脈を起こす可能性があるということです。

　また、筋肉の収縮には$K^+$やカルシウムイオン（$Ca^{2+}$）が必要ですが、この数値の低さは、筋力にも影響すると考えられます。患者さんが転倒した直接的な理由になったとまでは言い切れませんが、筋力の低下した"転倒しやすい状況にあった"ことは間違いないでしょう。さらに消化管の蠕動運動にもかかわるので、食欲や便通にも影響が出ます。食べたものがしっかり消化されない、腸管が動かないので、食欲が落ち便秘にもなります。

　今回は入院をきっかけに低カリウム血症が判明しましたが、そのままの状況が続けば生命の危険もありました。すでにほかの症状が出ていた可能性もあります。

　以上が、この患者さんの状況を推測した場合に考えなければいけない病態生理学的なことです。

　一方で、透析をしている患者さんや腎不全の患者さんでは、逆にカリウム値が非常に高くなっています。その場合も、高カリウム血症から心室細動といった致死的な不整脈を起こすリスクがあります。

　つまり血清カリウム値は、高くても低くても生死にかかわる問題へ発展することを頭に入れておいてください。

※2　体内の$K^+$の9割以上が細胞内に存在し、残りが細胞外液中にあります。この濃度勾配によって細胞は正常に機能しています。
※3　$K^+$は体内で上記のように心臓機能や筋肉機能の調節や神経刺激の伝達にかかわっているほか、酸・塩基平衡の維持、細胞内の酵素反応の調節などの働きをしています。

**カリウム値が非常に低い理由**

では、なぜこれほどカリウム値が低下していたのでしょうか。

たとえば、食事からのカリウム摂取量が低下していて、そのために食欲が落ち、さらに低カリウムが進行したという悪循環が1つ考えられます。

もう1つは、漢方薬の服用が考えられます。患者さんは2種類の漢方薬を服用していました。芍薬甘草湯が処方された理由はよくわかりませんが、抑肝散は認知症の精神症状、BPSDに対して有効なので、よく使われます[※4]。

抑肝散、芍薬甘草湯には甘草が含まれます。甘草はグリチルリチン酸を主な成分とする生薬で、甘味が強く、わが国で使われている生薬エキス成分からなる漢方薬の70％に甘草が含まれています。

これほど多く使われている甘草ですが、偽アルドステロン症という有害事象があります。これはアルドステロンの作用としてカリウムを排泄するもので、低カリウム血症や血圧上昇、浮腫などが現れます。「手足の力が抜けたり弱くなったりする」、「便秘やイレウス」などもその徴候です。

漢方薬は、多成分からなる生薬でできている点が西洋薬とは違います。事例で処方されている抑肝散(2.5g/日)、芍薬甘草湯(1.5g/日)に含まれる甘草は、それぞれ0.5g、0.75gと少なく、このことからも1つの成分を大量に含んでいる西洋薬に比べ、漢方薬

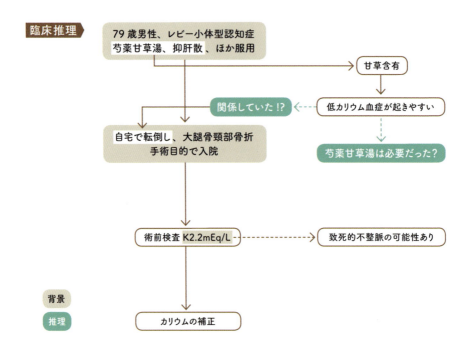

では薬物有害事象が出にくいことがわかるでしょう。

しかし、漢方薬は漢方薬なりの有害事象があるのです。とくに事例のような甘草による低カリウム血症がよくみられます。甘草が多くの漢方薬に含まれているため、複数の漢方薬を使っている患者さんに出現しやすくなります。よって、それぞれが1日1回と少量とはいえ、2種類の漢方薬を服用していた患者さんは、1日1.25gの甘草を服用していたことになり、低カリウム血症に対する注意が必要でした。

※4 抑肝散：成人の常用量は7.5g/日ですが、高齢者ではその2/3と控え目にします。アルツハイマー型認知症には通常5g/日ですが、レビー小体型認知症では、向精神薬に過敏性があるので、2.5g/日と少量で使用することが多くなります[1]。

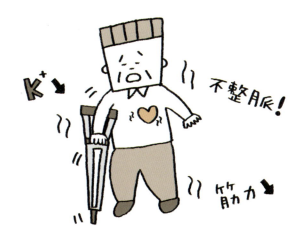

> **これだけは知っておきたい！**
> - 🚩 漢方薬は本来1種類
> - 🚩 西洋薬との併用で起こる有害事象がある
>   - ◆甘草と利尿薬の併用で低カリウム血症のリスクが高まる
>   - ◆西洋薬との併用で予想外の相互作用が起こる可能性がある
> - 🚩 よく使われる漢方薬とその有害事象
>   - ◆甘草含有の漢方薬は低カリウム血症のリスクがある
>   - ◆麻黄、附子は毒性をもつ
> - 🚩 抑肝散の止めどき

## 🚩 漢方薬は本来1種類

　西洋薬で対処が難しい症状に対して漢方薬が有効なことがあり、西洋薬と併用して使われることが多くあります。しかし、本来の漢方薬は、漢方医学に基づいて使われるものであり、西洋医学的な"糖尿病だから血糖降下薬"といった一対一の使い方はしません。

　漢方独特の証(体質・所見)をとり、証に合う漢方薬を選んでいきます。同じ疾患でも患者さんの虚実(体力)、陰陽(寒・熱)をみて、それに合った処方をします。ですから、必要な生薬がブレンドされ、その「ブレンドされた1種類の漢方薬を飲む」というのが漢方医学です。何種類もの薬を服用しなくていいわけです。わが国では、「よく使われる組み合わせをまとめたもの」がつくられ、そのエキスを細粒にしたものをインスタントコーヒーのように溶かして飲む、あるいはそのまま服用する形をとっています。抑肝散も当帰や釣藤鉤、川芎、甘草などを組み合わせたもの、芍薬甘草湯もその名の通り、芍薬と甘草を組み合わせたものです。

　症状が多彩な場合には複数の漢方薬を使うことになりますが、それにより成分が重なる可能性が出てくることに注意を払わなければなりません。だからこそ漢方薬は本来1種類であるべきなのです。

## ▶ 西洋薬との併用で起こる有害事象がある

### ◆甘草と利尿薬の併用で低カリウム血症のリスクが高まる

カリウムを排出するのは甘草だけでなく、西洋薬のループ利尿薬やサイアザイド系降圧利尿薬も同じです(p.086)。そのため、甘草を含む漢方薬とこれらの西洋薬を併用するととくにカリウムが低下し、低カリウム血症のリスクが高まります。

### ◆西洋薬との併用では予想外の相互作用が起こる可能性がある

漢方薬の成分も肝臓で代謝を受けますが、西洋薬との相互作用についてはあまり研究されておらず、よくわかっていません。なぜならば生薬自体が多成分からできており、漢方薬自体が1種類であっても多剤なのです。

成分的には多剤の漢方薬ですが、その1つひとつは、多くの経験を経て歴史的に考えられてきたものであり、適切な成分の組み合わせになっています。よって漢方薬本来の1種類の処方であれば、予想外の相互作用が起こることは、基本的にほとんどないと考えられます。

しかし西洋薬と組み合わせた場合、予想外の相互作用が起こる可能性があります。本来漢方薬は、そのような使い方を想定して作られたものではないからです。

## ▶ よく使われる漢方薬とその有害事象

### ◆甘草含有の漢方薬は低カリウム血症のリスクがある

甘草を含む漢方薬では、前述の通り甘草がカリウムを排出するため、低カリウム血症をはじめとしたさまざまな症状を引き起こし、不整脈などの生命にかかわる有害事象を起こすリスクがあります。

高齢者に有用な漢方薬としてガイドライン[1]で取り上げられている抑肝散、補中益気湯にも甘草は含まれています。また、最近、認知症の予防や認知機能が低下した人の治療に使われるようになった遠志という生薬があります。この遠志や陳皮、人参など12種類の生薬を含む人参養栄湯にも、少ないですが甘草が入っています。

肝機能障害のある患者さんが服用する薬に、甘草の有効成分であるグリチルリチンを含むもの(グリチロン®、強力ネオミノファーゲンシー®など)があり、やはり低カリウム血症を起こします。

### ◆麻黄、附子は毒性をもつ

甘草以外で注意したい生薬が、強い作用をもつ麻黄と附子※5です。漢方薬の成分として少量含まれています。

麻黄はエフェドリン含有生薬であり、アドレナリン作用（動悸、不整脈、血圧上昇）があります。麻黄湯、葛根湯などに含まれています。

附子は、不整脈や呼吸困難などを起こす毒性をもちます。附子含有製剤として、八味地黄丸、牛車腎気丸、桂枝加朮附湯などがあります。

※5　附子は植物のトリカブトの子根からつくられた生薬。

## 抑肝散の止めどき

事例の患者さんが使用しているリバスチグミン（リバスタッチ®）と抑肝散は同じ認知症に使われる薬です。一般的に抑肝散が認知症に使われる理由は、BPSDに有効※6であり、抗精神病薬よりも問題が少ないからです。とくに易怒性や興奮症状、攻撃性、昼夜逆転などに効果があるのですが、有害事象を認めれば使用中止です。たとえ有害事象が起きていなくても、カリウム値が低ければ減量ないし中止します。

また、事例の患者さんのように骨折など手術目的で入院した場合や、ICUなどに入院した場合、せん妄のリスクが高くなります。せん妄を抑肝散で抑えられるとはいいきれませんが、せん妄の予防や改善などにも応用されつつあります。

※6　BPSDは認知症の行動・心理症状で、幻覚、妄想、興奮、攻撃性、暴言、暴力、不穏、焦燥、徘徊、性的脱抑制、収集癖、つきまとい、不安、抑うつなど症状が多彩です。抑肝散はBPSDのなかでも易怒、幻覚、妄想、昼夜逆転、興奮、暴言、暴力などに有効とされています。

**漢方薬にも副作用があることを把握しているか**

「漢方薬は害がない」と思われている方はいないでしょうか？　認知症の方に「抑肝散」が使用されていたり、胃腸が弱いと「六君子湯」、虚弱な場合に「補中益気湯」、足がつるといった方は「芍薬甘草湯」、風邪薬で有名な「葛根湯」など、多くの漢方薬に「甘草」が含有されています。

数ある漢方薬の副作用の中で最も多いのが、本文にもあるように、甘草による「偽アルドステロン症」です。主な症状は血圧上昇や浮腫、低カリウム血症があります。ひどくなると四肢の脱力・筋肉痛・こむら返り、歩行困難、四肢麻痺発作といった全身の脱力や不整脈誘発の危険にまで至り、重症例では横紋筋融解症や心停止を発症することもあるので十分な観察と注意が必要になります。

浮腫により歩行を嫌がるようになったり、皮膚の脆弱性によって糖尿病のある方が下肢の感染につながったりといった例に遭遇したことがあります。漢方薬を内服している方の浮腫や歩行状態を確認していきましょう。また、浮腫による体重増加は心不全の徴候かもしれないので注意が必要です。

**副作用が副産物に**

専門医から聞いたエピソードですが、ある認知症の患者さんが原因不明の高カリウム血症だったところ、BPSDに対して抑肝散を処方したら血清カリウムが低下し、嫌がっていたアーガメイトゼリー（カリウムを下げる薬）を止めることができたそうです。このように副作用を逆手にとれることもあります。

> **これだけはしておきたい！**
> - 🚩 甘草、麻黄、附子は長期投与を避ける
> - 🚩 定期的な血液検査で、カリウム値の変化を見逃さない
> - 🚩 有害事象があれば服用を中止する
> - 🚩 食後の服用で飲み忘れを防ぐ

## 🚩 甘草、麻黄、附子は長期投与を避ける

　複数の医療機関や診療科から漢方薬が処方されると、似た成分が重なることがあります。患者さんの持参薬に漢方薬があるか、それは複数か1種類だけか、甘草や麻黄、附子などの生薬が含まれているかどうかの確認が必要です。

　芍薬甘草湯のように薬剤名に「甘草」が入っていればわかりやすいのですが、抑肝散や人参養栄湯では予想がつきません。とくに甘草含有の漢方薬は7割を占めるので、漢方薬を見たらまずその成分表をチェックすることです。

　さらに甘草含有量の多い芍薬甘草湯、甘草湯、桔梗湯などは、基本的に頓服にとどめるとしています[1]。麻黄や附子含有製剤も同様に長期投与を避ける薬ですので、処方されている場合には、これまでどのように服用していたかなど、患者さんや家族に確認しておきましょう。

## 🚩 定期的な血液検査で、カリウム値の変化を見逃さない

　甘草含有の漢方薬を服用している高齢者は低カリウム血症を起こしやすいので、投与量は通常の2/3以下（1日3回を2回ないし1回）とします。服用開始後は1〜2か月ごとなど定期的に血液検査を行い、血清カリウム値をチェックします[1]。とくに利尿薬を併用している患者さんは低カリウム血症を起こしやすいため、注意深い検査が必要です。

　低カリウム血症でみられる諸症状には浮腫、高血圧、不整脈、腸管の運動異常などがあります。しかし不整脈などはわかりにくく、ほかの症状も高齢者にはありがちなものです。症状の観察よりも検査結果からカリウム値の変化を見逃さず、低カリウム血症を未然に防ぐことです。

> **市販の漢方薬の服用も把握しているか**
>
> 　漢方薬は市販されている点にも注意してください。薬剤の確認をするときにサプリメントや栄養食品、市販されている薬剤も詳細に聞いていかなければ、副作用や相互作用を見落とすケースもあります。

血清カリウムの基準値は3.5〜5.0mEq/Lです。低下しているカリウムの補正を行うとき、カリウム値が4 mEq/Lを超せばひと安心できます。

## 🚩 有害事象があれば服用を中止する

漢方薬はすぐ効かないと思われがちですが、麻黄や附子はかなり強い生薬で、急性症状で使われます。葛根湯は風邪のひき始めに使えば早く効きます。漢方薬でも、急性疾患に使う薬は早く効きます。

漢方薬ではもう1つ誤解されやすいことがあります。「ゆっくりと効く」「作用がマイルド」ということと、「薬物有害事象が出ない」こととは意味が違うのですが、同一線上で語られたりします。

漢方薬の多くは服用後1か月くらいでようやく効果が現れ、症状が改善されるというものです。だからといって有害事象がないわけではなく、前述のとおり生命にかかわるものもあります。甘草の有害事象である低カリウム血症は、時間が経ってから現れます。よって効果が出てきたころに、有害事象の有無をチェックする必要があります。漢方薬は効果が明確でない限り、有害事象が現れたら使用中止です。また、疑わしいときもいったん服用を中止し、医師によく相談してください。検査の結果などから、その後の再開を検討します。

また、事例の患者さんに処方されていた芍薬甘草湯は更年期障害などで使われるものです。もしかしたら、パーキンソン症状に伴うこむら返りなどの筋けいれんがあり、それに対して処方されたのかもしれませんが、なぜ処方されていたのか明確な理由はわかりません。このように必要性を説明できない薬は中止する方向にもっていくのがよいと思います。

## 🚩 食後の服用で飲み忘れを防ぐ

漢方を処方する際には漢方薬だけを使えばいいのですが、大体が西洋薬と併用になってしまいます。そうすると薬の多い患者さん（多病多症候の高齢者）では、漢方だけが飲み残されるということが起こります。

その原因の1つに、「食間や食前に服用」というものが多いことがあげられます。服用のタイミングが違うので、飲み忘れが多くなるのです。このような場合には、ほかの薬と同じ食後に服用してもらいましょう。漢方医学に基づいて、経験論的に食前・食間に服用するのがよいとなっていますが、必ずしも薬物動態的に決められたものではないからです。

また、漢方薬がもつ独特の味と匂いも飲み残しの要因になっています。抑肝散もまさにそういった漢方の1つです。飲み残しというより飲みにくい、あるいは飲めないのだと思います。

*

　漢方は「有害事象がある」「効果がない」「服用できない」のいずれかを認めれば、やめてもよいと思います。ベネフィットとリスクのバランスが悪いということになるからです。

**参考文献**
1) 日本老年医学会編：高齢者の安全な薬物療法ガイドライン2015，日本老年医学会，2015

COLUMN

■　薬といっしょに飲む「水」の量にも着目（Ns. 長瀬）

　物忘れ外来に、「漢方薬を2種類服用しています」という方がいらっしゃいました。「薬は飲めていますか？」と尋ねると、とてもまじめな方で、「薬剤師さんから『薬を飲むときはコップ1杯の白湯（200mL）で飲んでください』と言われました」とのこと。
　朝昼夕（3回）×2包ということは、1日当たり400mL×3＝1200mL!?の水分を、服薬のために摂っていることになります。医師と私の頭の中では、心不全の悪化を心配しました。
　患者さんの性格によっては「薬だけは言われた通りきちんと飲む」という方もいます。併用薬だけでなく、じっくりお話を伺って、水分摂取についても着目することが大切です。

# 12 早すぎる薬効評価に注意
飲んですぐ効くとは限らない

▶ 事例

82歳女性。認知症による妄想があり、介護施設に入所中です。
2日前から38℃の発熱があり、解熱しないためERを受診しました。
検査の結果、肺炎でも尿路感染でもなく、不明熱で入院となりました。

患者さんは夜間眠らず、ごそごそ動き出そうとするため、病棟看護師が不眠時の指示のスボレキサント(ベルソムラ®)を23時に与薬しました。しかし朝5時までごそごそしており、翌日の午前中は傾眠状態で、午後からは覚醒したり眠ったりの繰り返しです。
そこで、認知症ケアチームに「夜間眠らないので、睡眠薬の変更を相談したい」と依頼がありました。
認知症ケアチームは、もともと内服している薬剤を確認し、
①睡眠薬を使用しないで生活されていた方であること
②今は熱があるため、せん妄になっている可能性が高いこと
を説明し、
A　睡眠薬の評価は1回の使用ではわからないため、もう少し様子をみてもらいたい
B　せん妄を離脱できるよう、可能な限り元の生活に近づけたケアを提供するように
といったアドバイスを行いました。

その夜、また眠れそうにないので20時にスボレキサントを内服してもらうと、21時の消灯時には寝入っており、夜中もトイレ以外は起きることなく朝まで熟睡しました。

［事例提供：Ns.長瀬］「効いていないみたい」「眠らない」と、看護師がすぐに変更をしたがる薬の1つが、この睡眠薬です。患者さんが飲んだ薬の効果が、どのくらいの時間で出てくるものかを意識したことはありますか？

### 処方の意図を理解していたか

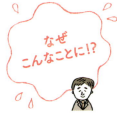

　この事例の問題は、病棟の看護師が、従来からよく使っているベンゾジアゼピン系や非ベンゾジアゼピン系の睡眠薬と同じような効果を、不眠時の指示として処方されていたスボレキサント（ベルソムラ®）に対しても期待したことにあります。つまり、「投与後20〜30分したら効くだろう」という期待感をもっていたわけです。

　ところがスボレキサントは、覚醒系を抑制する作用をもった唯一の薬です。覚醒物質オレキシンが受容体へ結合するのを阻害することで、効果が出てきます。そのため、投与後30分ほどで血中濃度がかなり上昇しますが、従来の睡眠薬と比べ切れ味が少し悪く、すぐに効いてこないことがあります(p.053)。

　認知症の高齢者に、転倒のリスクが少ない比較的安全なスボレキサントが選択されたことは、至極妥当な選択です。ベンゾジアゼピン受容体作動薬は中枢神経を抑制して眠る方向に誘導し、ふらつきや転倒を招きます。さらにベンゾジアゼピン系の薬は、認知機能の低下などを招くことがあるからです(p.054)。

　今回のように、同じ目的である睡眠薬の中でも、効果の出方が違うものがあります。よく使う薬についてはどのような有害事象があるかだけでなく、どのような効き方をするか、看護師もおさえておく必要があります。

　そうすれば、事例の患者さんに不眠時の指示薬としてゾルピデム（マイスリー®）ではなく、スボレキサントを処方した意図を理解できたはずですし、効果の出方も予測できたはずです。患者さんが「眠らないことに困る」こともなかったのではないでしょうか。

　患者さんは、午前中が傾眠状態、午後も目覚めたり眠っていたりの状態でした。可能性としては、前日23時に投与したスボレキサントが翌日の午前になって効いてきたということが考えられます。その場合、服薬時間を少し早めるという方法があります。すぐに効く薬ではないので、夕食後30分くらいには内服してもよいかもしれません。

　もう1つの可能性は、夜に眠れなかったので、単純に午前中に寝てしまったということです。これは薬の効果と眠れなかったこととの関係をどのように評価するか、とても難しいところです。あるいは、熱がある程度下がり状態がよくなって、ふだんのリズムに戻っていた可能性もあります。

初回投与後、患者さんの状況から次の処方はどうするかを考えなければなりません。認知症ケアチームとの話し合いから、おそらくスボレキサントを早めに投与することにしたのでしょう。
　2回目の投与後、患者さんは21時には寝ていて、夜中もトイレ以外は起きず朝まで熟睡していました。もし従来型の睡眠薬を使っていれば、ぼんやりした状態で、1人でトイレに行こうとして転倒する可能性は十分ありました。

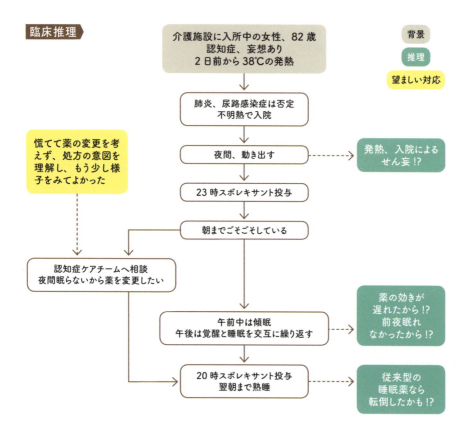

> **これだけは知っておきたい！**
>
> ▷ **効き方を知っておくと有害事象が予防できる**
> ▷ **薬の効果発現は薬物動態が関係する**
> 　　◆予防のための薬
> 　　◆症状改善のための薬
> ▷ **加齢によって効果が出る時間は変わる**
> ▷ **効果が現れるまでに時間がかかる薬がある**
> 　　◆降圧薬
> 　　◆糖尿病治療薬、脂質異常症治療薬
> 　　◆抗血小板薬
> 　　◆抗凝固薬は例外
> 　　◆ビスホスホネート製剤
> ▷ **同じ目的の薬でも即効性と遅効性がある**

## ▷ 効き方を知っておくと有害事象が予防できる

　従来から使われてきた睡眠薬は、翌朝になっても血中濃度が下がらず、患者さんが「ぼーっとしている」「すっきり目が覚めない」という状態がありました。そのため「素早く効いて、さっと切れる」ほうがより優れているという考え方から、非ベンゾジアゼピン系の超短時間作用型のゾルピデム（マイスリー®）、エスゾピクロン（ルネスタ®）、ゾピクロン（アモバン®）の3種類（頭文字をとってZ-drugという）がごく最近まで高齢者によく使われていました（p.055）。

　ところがそれでも夜間、薬が効いている時間帯にトイレに行くために起きようとしてベッドから転落する、転倒するなどの院内事故の発生が少なくはありませんでした。そこでこれらの薬もなるべく避けて、転倒や転落などの有害事象が少ないスボレキサント（ベルソムラ®）やメラトニン受容体作動薬のラメルテオン（ロゼレム®）の2種類が選ばれることが増えてきました。ラメルテオンは睡眠リズムを整える薬で、効果が現れるまで日数がかかります。高齢の患者さんには、不眠時にこれら2種類のどちらかを順番をつけて処方することが多くなりました。

　ただし、ベンゾジアゼピン系の睡眠薬をふだんから服用していた患者さんの場合、効き方が異なるので「眠れない!!」と言われて困るケースもあります。看護師までが「効かない!!」「なんで寝てくれないの!?」とあわてることのないようにしたいものです。

最悪の場合、この騒ぎに当直の医師がゾルピデム（マイスリー®）を追加し、その結果、転倒してけがをするようなことになれば、スボレキサントを処方した医師の意図が無になります。スボレキサントが効き始めるころに別の睡眠薬を加えると、重複によって効果が強く出るからです。

　事例の患者さんは発熱によるせん妄の可能性が指摘されていましたが、睡眠薬によるせん妄を起こす可能性もあり、それを誘発するリスクもあったと考えます。

## ▶ 薬の効果発現は薬物動態が関係する

　薬の効果をどのような指標で評価していますか。効き方の特徴をおさえることで、その薬を飲んでから効果が出るまでをイメージし、治療やケアに活かせる薬効評価ができるようになります。

### ◆予防のための薬

　心筋梗塞や脳梗塞の予防のために使う抗血栓薬などは、ワルファリンカリウム（ワーファリン®）を除いて、効いているかどうかを判断する指標がなく、どの程度効いているのかわかりません。しかし血圧やコレステロールを下げることで疾患を予防する薬ならば、血圧や脂質の低下、血糖値の低下などが代替指標（サロゲートマーカー）[*1]になるため、ある程度、薬効を評価できます。その結果、将来的にどうなるかといった、長期的な予測をします。

　たとえば予防薬の1つである降圧薬の場合、服用した日に一気に血圧が下がることはなく、徐々に下がっていきます。服用を続けている間に、薬物の血中濃度は高くなったり下がったりを繰り返しながら次第にフラットになり、その効果が安定して出るようになります。そのため、薬効をみるには少なくとも1週間かかります。

＊1　代替指標（サロゲートマーカー）：心筋梗塞や脳梗塞の発症予防が目的の場合、本来の効果指標はそれらの発症抑制であり、長期の大規模試験では心筋梗塞が3割減少したなどという結果が得られています。ところが、実際の症例ではそのような効果を確認することは難しく、血圧や血糖値などの代替指標で効果を見積もるのです。

### ◆症状改善のための薬

　症状を改善するための薬であれば、評価は可能です。事例の患者さんの睡眠薬などが、その一例です。

　一時的な症状を改善する薬は24時間効いている必要はないため、服用後30分くらい

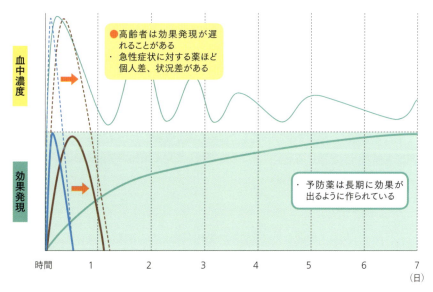

図　血中濃度の立ち上がり、減少と効果のイメージ

で薬物の血中濃度がほぼピークになり、その後、何時間かで効果は消えていきます。つまり、薬の効き方は薬物動態が関係してきます。薬物の血中濃度がピークを迎えてから半分になるまでの時間(半減期、T1/2)は、薬によって違います。そして、薬が効果を現すまでの時間は血中濃度の立ち上がりに依存し、効果の持続時間は半減期によって異なります。

## 加齢によって効果が出る時間は変わる

　高齢者では薬物の感受性も変化しており、薬の血中濃度あるいは組織中の濃度と効果との関係は、加齢変化や疾患、病態によって変わってきます(薬力学)。
　睡眠薬に関しての感受性は、高齢者では低下することが知られています。そのために、血中濃度が上がっているわりに、効き方が通常より少し悪くなり、効果が現れる時間がずれたりします。
　事例の患者さんは発熱しており認知症もあるため、薬による差はあるものの、本来効果が期待される時間が少し後ろにシフトしていた可能性が高いと考えられます。加齢変化と認知症という脳の疾患、発熱があるために薬の効き方が変わり、血液中の濃度が上昇しているわりに効きにくかったということです。
　また、翌日の午後まで眠気が残っていたのは、前夜眠れなかったことや発熱による

疲れがあっただけでないと思います。高齢者は薬の血中濃度が下がるのも遅くなるため、患者さんの体内には薬が残っていたと考えます。

## ▶ 効果が現れるまでに時間がかかる薬がある

すぐに効いてほしくない薬では、効果が出るまでに時間がかかるように作られています。ある程度、服用を続けることで血中に薬が蓄積していくことで、安定した血中濃度を保ち、安定的に薬効が出ることを期待している薬物です。高齢者がよく飲んでいるものを中心に解説します。

### ◆ 降圧薬

降圧薬は、総じて時間をかけて効果が現れるタイプに該当します。もし血中濃度が急速に立ち上がって下がるようなタイプならば、服用によって血圧が急に下がり、薬が切れてくれば上がりと、短時間に血圧をより大きく動かすことになり、降圧薬としてはふさわしくありません(かつてこのような降圧薬がありました)。

現在はすべて、1日1～2回の服用で十分な効果が出るのですが、安定的な効果が得られるまでには何日もかかります。つまり初期の効果を判断するのに1週間くらいかかります。

たとえば、降圧薬の治験では、薬効を判定するのに4週間おきます。4週間後の血圧値でどれだけ効果が出たかを評価します。それくらい経たなければ薬効は安定しないからです。

### ◆ 糖尿病治療薬、脂質異常症治療薬

糖尿病治療薬や脂質異常症治療薬についても同様です。生活習慣病に対しては、血糖値やコレステロール値をすぐに下げるような薬はあまり使いません。

ただし、糖尿病治療薬の中でも即効で血糖値を下げるグリニド薬(ナテグリニドなど)は例外です。1日3回食前に服用する薬で、中止すれば薬効はすぐに消えます。このような薬は、低血糖のリスクなど安全性の面から、高齢者に対しては最近ではあまり使われなくなっています。

生活習慣病を含め高齢者に多い慢性疾患によく使われる薬は、時間をかけて効いてくる(目安は週単位)と考えたほうがいいでしょう。

### ◆ 抗血小板薬

血栓形成を抑えるために使う抗血小板薬は、即効性が求められていないため、数日

服用しなければ効果は現れてきません。効果が切れる場合も同様に数日かかります。たとえばアスピリン（バイアスピリン®）を服用している患者さんが内視鏡手術を受けるときは、薬の排出をしなければなりません。7 〜 10日間かかるため、その間、服薬を中止しなければなりません。効果が現れるまでにも時間がかかり、影響をなくすまでにも時間がかかる薬です。

### ◆抗凝固薬

抗凝固薬は、抗血小板薬と同じ「抗血栓薬」ですが、効き方が異なります。DOAC（直接経口抗凝固薬）といわれる薬は1日1 〜 2回内服する薬です。抗凝固薬で1日2回飲むタイプは、朝服用しても夜には効果が切れるからですが、1日1回でよい薬は、翌日くらいまでは効果が残っているということです。

ワルファリンカリウム（ワーファリン®）という古典的な薬は1日1回の服用ですが、効果の発現までに時間がかかり（1 〜 2日）、安定するまでには1週間くらいかかります。効果はプロトロンビン時間（PT、p.174）で評価することができます。最初は通常量の1/2とし、プロトロンビン時間を見ながら増やしていきます。治療を急ぐ場合は、最初にむしろ多めに処方し、プロトロンビン時間が延長してきたときに量を減らすという方法もあります。高齢者で、それほど急を要しない患者さんであれば、最初は少ない量で処方し、数日後に血液検査を行い、結果をみながら量を調整していきます。

### ◆ビスホスホネート製剤

予防的な効果を期待する薬は、一般的に効果が現れるまでに時間がかかることを前述しました。

骨粗鬆症による骨折の予防薬として使われるビスホスホネート製剤も、効果発現までに時間がかかります。ビスホスホネートの成分は血液中から骨組織に取り込まれた後、そこにとどまり、破骨細胞の働きを抑えることによって効果を示すからです。

骨組織にとどまるなら、まとめて飲んでも毎日服用する場合と効果は変わらないという発想から、かつて連日服用していたビスホスホネート製剤をそのまま量を増やして1週間分を1回にまとめて内服する錠剤がつくられ（週1製剤）、さらに月1回の服用でよい薬もできました。

ビスホスホネート製剤は効果の発現までに時間がかかり、骨量が増えるまでにはさらに時間がかかる、つまり骨折予防にはそれ以上に時間が必要になるわけです。

## 同じ目的の薬でも即効性と遅効性がある

　症状を改善するために使う薬は、同じ薬効でも比較的即効性のあるものと、時間のかかるもの(遅効性)に分かれます。たとえば高齢者によく使われている便秘薬や睡眠薬です。

　便秘薬でもっとも即効性を期待する薬は、浣腸液です。次に、刺激性下剤は、前日の夜の服用で翌朝に効くものです。逆に、酸化マグネシウムのように水分を取り込んで内容物を軟化する浸透圧下剤、ルビプロストン(アミティーザ®)は腸管内での膨張剤のような役割で、効果が出るまでに何日もかかることになります。また、最近発売された胆汁酸トランスポーター阻害剤エロビキシバット(グーフィス®)[※2]も同様です(下剤の使い方はp.109)。

　異常時の指示としてよく処方される解熱・鎮痛薬は、高齢者の場合、睡眠薬と同じように有害事象が起こりやすい一方で、効果が通常より遅れる可能性があります。このことがわかっていれば、「別の薬にして」「量を増やして」という患者さんの訴えにもあわてることはないですね。また事例のように、看護師側も「飲んだのに眠らない」ことを異常としてとらえることなく、落ち着いて観察ができそうです。

　　※2　胆汁酸トランスポーター阻害剤であるエロビキシバット(グーフィス®)は、腸管での胆汁酸の吸収を抑え、大腸に流入した胆汁酸が水分分泌と大腸運動を促進して排便効果を促します。

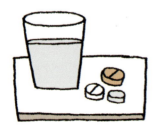

> ## これだけはしておきたい！
>
> 🚩 **性急な判断は危険！ 服薬後の観察は時間をかける**
>   ◆薬の継ぎ足しはしない
>   ◆切り替えるならば血中濃度が下がるまで待つ
> 🚩 **投与後は30分以上観察する**

## 🚩 性急な判断は危険！ 服薬後の観察は時間をかける

### ◆薬の継ぎ足しはしない

　認知症の患者さんにもスボレキサント（ベルソムラ®）は効果がありますが、個人差が大きく、状況によって効果に差も出てきます。高齢者には安全な睡眠薬とされているスボレキサントですが、効きすぎてしまい、尿意があるにもかかわらず眠り続け、おむつかぶれになった患者さんがいるといった話があるくらいです。

　同一の患者さんでも、薬がすぐ効く日と効かない日があります。また発熱など急性症状のとき、薬の効果は現れにくくなります。逆に、興奮しているとアドレナリンが通常より分泌されるので、予想外の効き方をすることもあります。

　このような理由から、薬の継ぎ足しは避けなければなりません。

### ◆切り替えるならば血中濃度が下がるまで待つ

　事例では、スボレキサントをどのくらい投与したのでしょうか。通常量の1/2から始めるのが基本です。そうしなければ、おむつかぶれを起こしたケースのように、効きすぎてしまう患者さんもいます。半量からスタートし、効かなければ翌日に倍（通常量）にして投与します。

　ここですぐ種類の違う薬を使うのは不適切です。薬を変更する場合、最初に投与した薬の血中濃度がある程度まで下がるまで待つ必要があります。効果や作用時間が重複して、何が起きるのか予測できないからです。それを理解していれば、翌日であれば変更した薬を投与することはあります。目安として24時間経過していれ

> **服薬後の観察に十分な期間をとっているか**
>
> 　痛み止めの効果がないのは、患者さんにとって苦痛でしかありません。臨時で使用した薬剤の投与時間やその後の効果発現については、記録に残してあると医師や薬剤師も評価につなげやすくなります。そのためには、その薬に即効性を期待しているのか、作用時間はどのくらいなのかをおさえておくべきでしょう。

ば問題ありませんが、通常、数日様子をみて、効かなければ薬を切り替えます。

　服用後に昼夜逆転が起きれば、翌日に異なるタイプの睡眠薬に変えることはあります。通常2日目の様子からリズム障害を起こしていると判断されれば、例えばラメルテオン（ロゼレム®）に変更します。

　薬の効き方は個人差もあれば、同じ患者さんでも状態によっても違いが出てきます。服薬後の観察は時間をかけ、判断を焦らないことです。とくに鎮静薬を使用している場合、作用の少し異なるものを継ぎ足すと、まったく予測できないことが起きますので、特に慎重にならなければなりません。

## ▶ 投与後は30分以上観察する

　投与後の観察に十分な時間とはどのくらいでしょうか。

　それは薬の特性（$T_{max}$※3、$T_{1/2}$など）や対象となる症状によって違いはありますが、少なくとも30分以上はみなければなりません。逆にいえば、それ以上経過しなければ効果は現れてこないと考えるべきです。

　だからといって、投与後30分間観察しなくていいというわけではありません。効果が出るまでには最低でも30分以上は時間がかかり、効果が出ていなくとも1～2時間後までは患者さんの様子を見てください。薬が十分に効いていないと思われても、その後に効いてくることもあり、継続して様子をみる必要があります。

　血中濃度が上がっているところに作用の異なる薬を追加するリスクは、必ずあります。患者さんの命にかかわるような状態でない限りは、効果が不明な段階で薬の追加はしないことです。

※3　最高血中濃度到達時間

---

**ワンポイントアドバイス**

### プロトロンビン時間（PT）

　プロトロンビン時間とは、血液の凝固機能を調べる検査の1つです。

　血液には第Ｉ～第XIIまで12種類の凝固因子があり、プロトロンビンはその第VII因子です。ワルファリンはビタミンK拮抗薬なので、ビタミンK依存性凝固因子（第II、VII、IX、X因子）の活性をすべて低下させます。そのうち半減期が最も短い第VII因子（1.5～5時間）を測定する方法が鋭敏なので、プロトロンビン時間を使うというわけです。

　なお、DOAC（直接経口抗凝固剤＝Direct Oral Anti Coagulants）の効果指標にはよいものがなく、プロトロンビン時間の測定も意味がありません。

## COLUMN

■ **勤務体制の都合で「効かない」と言ってしまっていませんか**（Ns. 長瀬）

「患者さんが寝ないんです」と、相談を受けることがあります。「では、その方は日中どうしていたのですか？」「どんなふうに過ごしていたのですか？」「もともとどんな生活をされていた方ですか？」と質問すると、「あ〜……」としか返事が返ってこないことが多いのも実状です。

看護師は、自分の勤務時間に寝てくれないと困ってしまうものです。どうしても自分の勤務時間に何かがあると、そこだけに着目してしまうことがあります。夜勤明けだとなおのこと……。患者さんが寝てくれない＝自分たちも疲弊していくという状況下にいるのもわかります。

では、病院という環境の中にいる患者さんの生活のしづらさを考えたことはありますか？ どうやって生活リズムを整えていけるのでしょうか。

患者さんは起床時間も就寝時間、食事時間等の「時間の制約」をうけ、常に誰かの視線を受けているようなものです。1人になれる空間がなく、そして、いつもはこんな時間から眠らないのに、寝ないからと薬剤を飲むように勧められ、飲んだら翌日の昼過ぎても眠ったままになる……。こんな悪循環を起こすことになります。

もともとどんな生活・活動をしていた方なのか、何を楽しみに過ごしていたのか、寝る前の習慣はどんなことをされていたのか。まずは聞いてみてください。

ある病棟で、シャワーの時間を午前から夕方に変え、できる限り患者さんの生活にあわせてケアを提供しました。そうすると、夜間眠れる時間が増えていき、しっかりと食事もとれるようになり、昼夜逆転していた生活リズムが回復したということがありました。

睡眠薬を投与するときは、24時間の生活状況を観察してください。また、1回で効果がないからと次々と薬を変えたり量を増やしたりするのではなく、きちんとアセスメントしてケアをしたうえで与薬することが大切です。

# 13 環境の変化に注意
季節、病床、住環境で薬の反応や役割は変わる

▶ 事例

85歳女性、独居の方です。糖尿病があり薬を飲んでいます。ふらついているし、歩き方も変だとヘルパーが気づき、ERを受診。慢性硬膜下血腫で入院となりました。穿頭術が実施され、現在、地域包括ケア病棟で退院に向けた調整中です。

病棟では看護師が配薬していますが、入院前はどのような管理をしていたのか、担当のケアマネージャーに確認を取りました。
「訪問薬剤師が自宅に行って、おくすりカレンダーに薬を設置していました」というので、そのカレンダーを持ってきてもらい、病棟で使ってもらったのですが、使えていないことが判明。
薬の処方は毎食前・食後です。1日に6回も本当に飲めていたのだろうかと、担当の糖尿病科の医師に相談したところ、
「お薬飲めていないの!? 知らなかった。認知症が進んでいたことに気づいていなかったよ」とのこと。
HbA1cは6.9％で、食前の薬剤は必要ないだろうと中止になりました。

退院調整看護師は「服薬が1日1回になると、もっといいんだけど……」と病棟看護師と病棟薬剤師相手につぶやきました。

［事例提供：Ns.長瀬］ 高齢者では、入院の原因となった病気はよくなっても、認知機能の低下などにより必要な薬を決められた通りに服用できなかったりします。転院や介護保険施設（介護施設）などへの退院ならば、薬剤を管理してくれる人がいるという点で安心です。しかし、自宅に帰る場合、本人の薬剤管理能力はもちろんのこと、どん

な生活習慣なのか、利用可能なサービスはあるか、家族が手伝うことは可能かなどを把握し、退院に向けた薬の調整が必要になります。

また退院時だけでなく、療養環境の変化は思わぬ問題を引き起こすことがあります。今回の事例のように、入院して初めて薬の問題が顕在化することもあり、薬の見直しが必要になることもあります。

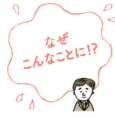

### 認知機能低下に薬の存在？

この事例は、認知症が進行した患者さんの退院後の療養生活を考えて、服薬管理の問題をどう解決していくかということですが、実はそう単純ではありません。見過ごせない薬に絡む問題も含まれており、少し特殊なケースです。

患者さんは、そもそもなぜ硬膜下血腫になったのでしょうか。認知症の進行もおかしな歩き方も、慢性硬膜下血腫から始まっている、その陰に薬の存在があるのではないかと、気になってしまいます。

慢性硬膜下血腫は、頭をどこかに激しくぶつけたり転倒したりして頭を強打して起きる病態です。そこでまず転倒しやすいような薬の服用を疑いました。睡眠薬や降圧薬などを飲んでいた可能性も考えられます。

また、糖尿病の高齢者ですから、脳梗塞や心筋梗塞の予防のために抗血小板薬を服用していた可能性も考えられます。抗血栓薬(抗血小板薬、抗凝固薬)が転倒の原因となるわけではありませんが、出血を助長するので硬膜下血腫にはかかわります。これらの有害事象の結果として、硬膜下血腫を起こしたという仮説も考えうるのです。

さらに、認知機能の低下は、ふらつきや歩行障害とともに慢性硬膜下血腫の症状です。そしてもともと低下していた認知機能が、慢性硬膜下血腫のためにさらに悪化した可能性が考えられます。

外来の担当医に薬の相談をした際、医師は患者さんの認知症が進行していたことや、薬を飲めていなかったことに気づいていませんでした。一般に認知機能が低下していない高齢者でも、糖尿病があると認知症を発症しやすくなります(p.118)。特に低血糖発作は発症リスクを著しく高めます。しかし、外来診療では認知症になりかかっていることになかなか気づきません。その段階で服薬の管理能力は低下していますが、見過ごされやすいということです。

つまりこの患者さんは、入院前から徐々に服薬できなくなっていたと考えられます。

### やめるのは食前の薬だけでいい？

　患者さんは現在も地域包括ケア病棟に入院中なので、入院前の処方通り、食前食後に糖尿病治療薬を飲んでもらうことはできます。しかし、入院後に測定したHbA1cは6.9％と高齢者としては良好な数値であり(p.120)、血糖の管理状況も悪くない。だからこそ退院後のことを考えて食前の薬が中止になったと推測しますが、食後の薬はそのままでいいのか、もう少し踏み込んで環境の変化と病状をとらえ、検討する必要があるでしょう。

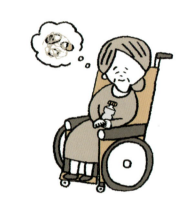

　入院によって服薬アドヒアランスが改善されるだけでなく、食事自体も変化します。患者さんは自宅で糖質中心の食事を摂っていた可能性があります。入院後、塩分が制限され、栄養バランスのとれた糖尿病食に切り替われば、当然それだけで血糖値はかなり下がります。

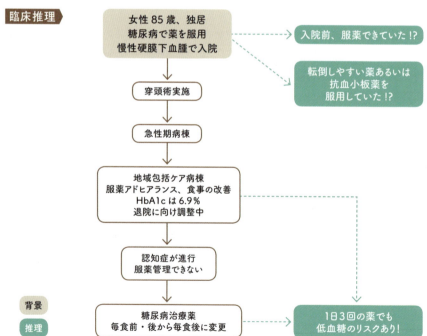

臨床推理

背景／推理

- 女性85歳、独居　糖尿病で薬を服用　慢性硬膜下血腫で入院
  - → 入院前、服薬できていた!?
  - → 転倒しやすい薬あるいは抗血小板薬を服用していた!?
- 穿頭術実施
- 急性期病棟
- 地域包括ケア病棟　服薬アドヒアランス、食事の改善　HbA1cは6.9％　退院に向け調整中
- 認知症が進行　服薬管理できない
- 糖尿病治療薬　毎食前・後から毎食後に変更
  - → 1日3回の薬でも低血糖のリスクあり！

このような状態で、食後のみであっても糖尿病治療薬が2種類、1日3回処方され、かつしっかり服用すれば、あっという間に血糖値が下がり出します。

　現在は、退院後の療養を考えて薬をどうするかという状況ですから、この時期に血糖値がぐっと下がることはありませんが、穿頭術後の急性期に、薬の効きすぎによる急激な低血糖を起こさなかったことが不思議なくらいです。

　さらにこの患者さんには、降圧薬や心疾患の治療薬、ロコモティブシンドローム（p.011）に対する薬などが一緒に処方されていた可能性があります。これまで処方通りに服用できていなかった患者さんに、糖尿病の治療薬も含め、これらを引き続き飲ませ続けて本当に問題はないでしょうか。入院により食生活が改善され、生活環境が快適な温・湿度に整えられるなどの物理的な環境要因も変われば、血圧も安定してきます。

　だからこそ、糖尿病患者さんの入院後は、血糖モニタリングをはじめ、食事の摂取状況などの確認が大切になります。

> これだけは知っておきたい！

- ▷ **療養の場の変化**
  - ◆入院時（管理度合いが上がるとき）は薬の効きすぎに注意する
  - ◆退院後（管理度合いが下がるとき）は薬が増えてしまうことがある
  - ◆療養の場が変わるだけで病態が改善することもある
  - ◆ストレスでも数値は悪くなる
- ▷ **気候・気温の変化**
  - ◆真夏は降圧薬・利尿薬の減量が必要
  - ◆血管の硬化により血圧が急激に上昇・低下しやすい
  - ◆緩衝機能の低下により環境の変化がダイレクトに影響する
  - ◆感覚器・大脳機能の低下により環境の変化に対処できない
- ▷ **加齢により環境への順応性は低下する**
  - ◆新しい道具を使いこなすことが難しくなる
  - ◆薬剤名や服用方法が変わることでも高齢者は混乱する

## ▷ 療養の場の変化

### ◆入院時（管理度合いが上がるとき）は薬の効きすぎに注意する

　入院という環境の変化によって生じる問題として、みなさんにはせん妄がポピュラーなケースでしょう。しかし、この事例のように、自宅から病院へと療養環境が変わることで、薬の効きすぎによる問題が発生することがあるのです。これは病院という療養環境に限ったことではありません。介護保険施設（以下、介護施設）へ入所した場合も同じです。

　整った環境へ移ると、前述の事例でも解説したとおり、まず自宅での偏った食事から栄養バランスのとれたもの、患者さんの状態に適したメニューに変わります。そして処方通り服用できていなかった薬が看護師によって管理され、決められた通り服用できるようになります。

　また、気温や湿度なども常に整えられ、暑さ寒さのストレスもなくなります。このように行き届いた療養生活を送ることで生活習慣病は改善され、薬の効きすぎによる問題が起きるのです。

　また、独居で介護をあまり受けずに暮らしていた高齢者が、訪問看護や訪問診療と

いった在宅医療を導入した場合にも同様のことが起きてしまいます。訪問薬剤師による服薬管理の強化や、訪問管理栄養士の介入による宅配食の導入などで食事の見直しなどが行われると、生活習慣病の管理がよくなります。訪問看護師が食事などを指導する機会も多いはずですから、服薬状況や食事内容の変化と病態の変化の関係には、目配りが必要です。

### ◆退院後（管理度合いが下がるとき）は薬が増えてしまうことがある

逆に、病院から自宅に帰ると、糖尿病や血圧の管理などは多くの場合、悪くなります。それによって腎臓の状態も悪化します。例えば教育入院中に薬をきちんと服用し、栄養管理された食事を摂って身体をリセットするのですが、帰宅すると月単位で病態が悪くなっていき、入院中に整理して減らした薬が増えてしまうことがあります。

こうした食事や薬、気温に対する順応性なども含めた療養環境の変化は、高齢者の病状に大きく影響します。

### ◆療養の場が変わるだけで病態が改善することもある

暑さ寒さがストレスになり、それらに弱いのが高齢者です。ですから古い作りの日本家屋で暮らしていた高齢者が、セントラルヒーティングの介護施設などに入所すると、血圧が安定するというのもうなずける話です。気温の変化という外的なストレスが取り除かれるので、その影響は大きいでしょう。高血圧で腎機能が悪い高齢者が、入院するだけで非常に状態がよくなります。それは栄養バランスやカロリーが調整された食事の影響もありますが、それだけでなく院内の一定した気温・湿度といった療養環境も関係しています。

また高齢者が入院すると、家族から離れて1人になり「寂しいのではないか」と思うものです。しかし、老老介護などのように互いに助け合って生活している状況では、ときに互いがストレッサーになることがあります。入院によって「夫の食事の世話どころか自分の分も作らなくてよくなった」「文句ばかりを言う連れ合いから離れられた」とストレスから解放され、食事も療養環境もよくなるので、病状も改善することがあります。

### ◆ストレスでも数値は悪くなる

そして自宅に帰ると再びストレスが加わり、食生活の変化や薬の飲み忘れなどもあって、糖尿病、脂質異常症、高血圧症などの生活習慣病は、管理状況が徐々に悪くなっていきます。一方、心不全ではむくみが強くなる、息苦しさが出るなど、患者さんの症状に変化が出ます。

例えば退院すると食事内容が変わり、食事の回数も減ったりします。また、独居の場合、食事を作るのが億劫で省略したり、カップ麺で済ませたりということがあり、それによって薬の飲み忘れや塩分の多い食事傾向となり、入院して改善した生活習慣病は、再び悪化していきます。

　薬の中には、食事を省いても服用しなければならないものがあります。少しでもいいので何かしら口に入れて、薬を飲み忘れないようにしてほしいものです。例えば、栄養機能食品や病院で処方できる経口栄養補助剤などを摂り、薬を服用してもらうという方法もあります。こういった一時的な食品類の使い方も、高齢者には必要ではないでしょうか。

## 気候・気温の変化

### ◆真夏は降圧薬・利尿薬の減量が必要

　血圧は冬、寒くなると上がり、夏に低くなるというのは生理的な現象ですが、それほど単純ではありません。血圧が高くなるのは冬の寒くなり始めで、気温が下がってきたときです。寒冷ストレスによって血圧が上昇するのです。

　よって、冬場の降圧薬の増量のタイミングは、気温が一気に下がってくるときです。地域差がありますが、都内では一番寒い1〜2月ではなく、12月頃です。これは、風邪をひく人が多くなる時期とほぼ一致します。寒さが厳しくても、気温が安定する2月ごろには、血圧も安定します。外来で降圧薬による調整をしますが、血圧の上がる12月ころに上手く増量しておけば、2月にはね上がることはほとんどありません。

　桜の開花時期である3月下旬から4月初旬は気温の上下動があり、安定していた血圧が、上がりやすく変動の大きな状態になります。そういう不安定な時期を過ぎて、過ごしやすい高めの気温が安定して続く5月ころ、血圧は下がってきます。患者さんに「血圧は問題ないですね」ということが多くなるのもこの頃です。

　6月以降、急に気温が上昇する夏場になると、低血圧に注意しなければなりません。血圧はとくに夜に低くなるので、トイレに行くときなどは気をつけなければなりません。立ち上がった瞬間にふらついて、転倒・骨折といった事故につながる可能性があります。

　またこの時期は、熱中症や脱水も予防しなければいけません。発汗による体温調節機能や、口渇感など感覚・感知機能の加齢性低下により、高齢者では要注意です。降圧薬の中でもとくに利尿作用の強いフロセミド（ラシックス®）などのループ利尿薬、サイアザイド系降圧利尿薬の減量が必要になります。冬に増量した降圧薬を元に戻す時

期でもあります。

### ◆血管の硬化により血圧が急激に上昇・低下しやすい

夏季と冬季に行う降圧薬の調整は、高齢者に限らず若い人も必要です。しかし、高齢者のほうが血圧の変動は大きく、その変動に対する適応力が弱いために、重大な疾患につながりやすくなります。それは、高齢者は若いころより血管が硬化しているために、血圧の上昇・低下が強く現れ、それによってさまざまな症状や疾患が起こりやすくなるためです。例えば冬の寒冷ストレスによる血圧の急上昇から脳卒中になる、夏の急な血圧低下によってふらつき、転んだりするのは高齢者です。

### ◆緩衝機能の低下により環境の変化がダイレクトに影響する

若い人は環境の変化に対する反応が小さいので、血圧に限らず血糖値、また腎機能や肝機能も小さな変化ですみます。一方、高齢者の特徴として、身体のあらゆる予備能が低下しています。つまり、緩衝（バッファー）※1機能が下がり、反応が強く出ます。

例えば腎機能が低下している高齢者の血圧が、冬になり高くなると、クレアチニン値が跳ね上がるという形で、その影響が現れます。血圧と腎機能は鶏と卵の関係と同じで、血圧が上がると腎機能が悪くなる、腎機能が悪くなると血圧も上がる、という悪循環に陥ります。

※1　緩衝：一般的には、外部からの衝撃を和らげ、一定の状態に保つこと。

### ◆感覚器・大脳機能の低下により環境の変化に対処できない

加齢による発汗機能の低下によって、高齢者は季節に関係なく汗をあまりかきません。問題となるのは夏で、汗をかきにくい高齢者は、気化熱によって体温を下げる効果が出にくいため、体温が上昇しやすくなります。それが熱中症の発症につながっていきます。

また、渇きや暑さ、寒さに対する感覚が鈍くなっているので、身体が感じない、脳が認知できないという問題があります。末梢の感覚器も、そこから送られてきた情報を処理する大脳の機能も含めて低下しているために、適切にエアコンのスイッチを入れて涼しくするといった、室温調節をする行動につながりません。

環境が変化しても、それに応じた行動をとれなくなるので、高齢者により熱中症が起こりやすくなるのです。

## 加齢により環境への順応性は低下する

　気候や気温などといった物理的環境のほかに、高齢者は新しいものに適応するのが難しいという面があります。それは身体の問題だけでなく頭や心が適応していくのが困難になっていくということが含まれます。

### ◆新しい道具を使いこなすことが難しくなる

　いちばんに低下するのが、新しい道具を使いこなすことのようです。呼吸器疾患のために導入された吸入器がその一例です。入院中に使い方の指導を受けて退院したのに、家に戻ったらわからなくなったという話はよく聞きます。インスリンの自己注射も同じです。今は週1回の注射でよいGLP-1受容体作動薬があり（p.123）、これならよさそうなものですが、逆に毎日注射しなくてよいので、やり方を忘れてしまうといったことが起きます。

　一方で、入院中に看護師は、退院後の環境を想定して、その環境で正確に自己注射ができるか、確認する必要があります。

　例えば自宅ではどこに薬を保管するのか、雑多なものが置いてある中に、インスリンの注射器や内服薬がポンと置かれていたりします。そこから患者さんあるいは家族が必要なものを取り出して準備し、注射できるかということです。生活の中に医療行為が入っていくので、病院で行っていたことを家で行うことは、患者さんにとってまったく違うことをするに等しいのです。

　高齢者の場合、退院後もしばらくは訪問看護を行い、そこで薬の使い方を指導したり確認したりしながら、フォローしていくことが求められるでしょう。

### ◆薬剤名や服用方法が変わることでも高齢者は混乱する

　退院後も今までと同じように生活できるよう、薬の内容も考えなければなりません。問題は、院内処方と院外処方に相違がある場合です。外来診療になり院外処方で急に薬が変わったりすると、患者さんは非常に混乱します。

　例えば薬局でもらう薬がジェネリック医薬品に変われば、薬剤名や見た目も変わります。また院内で使っていたジェネリック医薬品とは異なるメーカーの薬になった場合も同じです。

　時には同一成分で薬剤名が変わる（たとえば既存薬からジェネリック医薬品へ）だけではなくて、同系統の中でも別の成分の薬剤に変わってしまうこともあります。そうすると、服用方法が変わってしまいます。退院時の処方が1日2回の服用だったものが、外来で

処方された薬が同じ系統、同じ効能でも、1日1回になることがあります。外来の医師が「1日1回の薬になります」と説明し、薬局でも「1日1回ですから」と念を押していても、患者さんは「これまで血圧の薬は1日2回飲んでいたよ」と、その薬を2回飲んでしまうことがあります。

このようなことは誰にでもありうることで、高齢者ならば当然のように起こることでしょう。

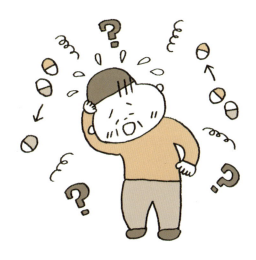

> **これだけはしておきたい！**
>
> ▷ **気候・気温に応じた薬の見直し**
>   - ◆夏は弱め、冬には強めにする降圧薬と利尿薬
>   - ◆変化する数値に隠れた生活の変化を見逃さない
> ▷ **退院先に合わせた薬の見直し**
>   - ◆最終的に自宅へ帰る場合はそれを見越した処方にする
>   - ◆"処方できる薬"に変わってしまうことも
> ▷ **環境の変化を見すえた薬の整理をしていく**
>   - ◆高齢者総合機能評価（CGA）を使う
> ▷ **看護師の高い傾聴力を薬の整理に活かす**
>   - ◆処方の工夫と服薬支援チェックリスト

## ▷ 気候・気温に応じた薬の見直し

　生活習慣病の管理方法は「Treat to target」という考え方のもと、患者さんごとに管理目標を設定し、薬の増減をしていきます。生活習慣病の3疾患(糖尿病、高血圧症、脂質異常症)では、季節によって食生活や運動量が変化する個人の状況に応じて、薬の調整が必要になります。

### ◆夏は弱め、冬には強めにする降圧薬と利尿薬

　降圧薬はすべて季節ごとに見直しが必要です。夏は降圧薬を弱くし、冬には強くします。ポリファーマシーもかかわってくるので、合剤をうまく利用して、なるべく1錠で強弱つけることが大事です。例えば降圧薬としてベースになるアンジオテンシンⅡ受容体拮抗薬(ARB)を一年中通しで使います。冬の血圧が高くなる時期だけ利尿薬あるいはカルシウム拮抗薬を加えた合剤を使います。夏が近づいてきたら再びARB単剤に戻します(p.087)。

　薬は頻繁に変えるべきではないし、現在、血圧の薬も長時間作用型になってきています。少し血圧が高いからと安易に薬を増量しません。「少し高くなっているのはなぜか」を考えることが重要で、身体の具合が悪かったのか、前夜よく眠れなかったのかなど、血圧を上げるような要因がなかったかをみていくことが必要です。

　心不全の治療として使う利尿薬も夏と冬では調整が必要です。夏場のほうが水分の摂取も多くなりますが、排泄される水分も多いので、脱水になりやすいのです。

◆ 変化する数値に隠れた生活の変化を見逃さない

　高齢者の食事は多様性が小さくなり、炭水化物主体で塩分多めという傾向がみられます。暑くて料理をしたくないといって、手軽な麺類や市販の惣菜ばかりを食べる日が続けば、身体には決してよくありません。

　外来で、あるいは訪問時に、「血糖値や血圧が上がった」という数値だけでなく、その背景にある患者さんの生活やその変化を把握し、問題点を見極めていくことが看護師には期待されていると思います。医師がそういった面をあまり見ていないということもありますが、治療する立場からそのような質問をしてもなかなか本当のことを話してくれないこともあるからです。実際はそうめんと漬け物の毎日だったとしても、「きちんと食事をしている」と答えたりしてしまうものです。

　血圧や血糖値は、薬で管理をしようとすればするほど薬が増え、ポリファーマシーにつながります。それを回避するためにも、看護師が患者さんの生活にある問題点に働きかけ、改善していくことが重要になります。

## 退院先に合わせた薬の見直し

　患者さんの状態や事情に合わせて退院先が決まりますが、患者さんに必要な薬も退院先の種別に合わせて、ある程度の見直しが必要になります。退院先が自宅でも外来に通う場合と、在宅医療で基本的には地域のかかりつけ医に任せる場合、介護保険施設(介護施設)に行く場合などがあり、それぞれ違いがあります。

◆ 最終的に自宅へ帰る場合はそれを見越した処方にする

　患者さんが自宅に退院する場合、「何を」飲んでもらうのかだけではなく、「どう」飲んでもらうのかという問題が出てきます。入院中から薬剤師をまじえて、患者さんの状態や生活に合わせた服薬方法(一包化にする、服薬回数を減らす、服薬のタイミングを合わせるなど)を検討していくとよいと思います(p.191の「処方の工夫と服薬支援チェックリスト」に、その具体的な方法をまとめてあります)。

　回復期リハビリテーション病院などへ

**急性期病床から移る際、薬を見直しているか**

　急性期病床では使用できる薬剤の種類も豊富ですが、移動先、退院先によっては使用できなくなることがあります。ジェネリック医薬品がないもの、薬価が高いものは変更してほしいというケースもありますし、褥瘡の治療においても、創傷被覆材を軟膏に変更して退院となることもあります。

　医師、薬剤師、退院調整室の看護師、皮膚・排泄ケア認定看護師（WOCN）と情報共有しながら、先を見すえることが大切です。

転院する場合には、服薬管理についての心配はしませんが、最終的に自宅に帰ることが見えている患者さんには、入院中からそれを見越した処方に変更していくこともあると思います。

◆"処方できる薬"に変わってしまうことも

老健施設(介護老人保健施設)などの包括払いの施設では、薬代などの医療費が施設サービス費を上回ると施設の持ち出しになりますから、薬価が高額の薬は、ジェネリック医薬品を含めて類似した作用の安価なものに変更されがちです。たとえばPPIから$H_2$受容体拮抗薬になる、ARBからカルシウム拮抗薬になる、糖尿病の場合ならばDPP-4阻害薬からSU薬に変わるなどです。

ただこのときに、高齢者には薬物有害事象のリスクが高く、ほんとうは使ってほしくない薬に切り替えられてしまうこともあります。また、入院中に服用しやすさを目的に変更した口腔内崩壊錠などから、薬価など別の理由で飲みにくい処方に変更されてしまうこともあります。

このような老健施設の事情を知らない病院医師は意外といます。退院後、患者さんが老健施設へ入所する予定の場合、高額の薬が処方されていると入所を断られることもあります。また、入所できても高額の薬は切られる可能性があるので、それに合わせて退院先や退院時処方を決めるといった配慮が必要です。

## ▶ 環境の変化を見すえた薬の整理をしていく

◆高齢者総合機能評価(CGA)を使う

退院時に患者さんの状態を総合的に評価するだけではなく、入院早期から評価を始めることが重要です。なぜなら通常、入院前はきちんと評価されていないからで、急性期であっても適切に評価を行うことが、入院中のケアに役立つからです。

いうまでもなく、看護師は入院時にさまざまな評価を実施しています。ADLから認知機能、栄養、転倒のリスクなど、非常に多くのことを複眼的に評価していますが、ときに入院中のケアに活かされていない、あるいは時間の経過とともに評価は変わっていくのに、入院時しか行っていないといった問題も垣間見えます。実にもったいないと思います。

そこで、高齢者総合機能評価(Com-prehensive Geriatric Assessment：CGA)を医療者の共通言語として使うことが推奨されています。

CGAには、疾患の評価とともに、①基本的日常生活動作(BADL)、②手段的日常生活

動作(IADL)、③認知機能、④行動異常、⑤気分(うつ、意欲)、⑥人的環境(家族や介護者の介護能力、介護負担)、⑦介護環境(家庭の物理的・経済的環境、介護サービスの利用状況)の評価が含まれます。これによって個々の解決すべき問題や、患者さんがもつ強みやできることが明らかになり、服用管理能力の把握にもつながります。

よくあるのが、状態が安定しそろそろ家に帰りましょうというときに、「退院後、インスリン注射できますか」「いいえ、できません」「じゃ、この患者さん、どうやって帰すの!?」というパターンです。急にインスリン注射をやめれば、状態は悪くなりますから、家に帰せません。

> **患者さんの立場を擁護できるのは看護師**
>
> 透析導入となり、シャントを作って妻と二人暮らしの自宅へ退院予定の認知症の患者さんがいました。インスリンの自己注射手技を指導されており、毎回記録には、できないと×印がついていました。「できないな……」と落ち込むような発言が毎日記録されており、できないことを突き付けられ、強要されているときの患者さんの気持ちを考えると、悲しくなりました。
>
> すぐに退院調整室の看護師へ連絡し、透析病院で対応してくれるところを探してもらいました。すると、透析のときにGLP-1アナログという週1回の注射をすることでよさそうだということになりました(p.123)。本人も妻と一緒に生活できます。
>
> 医師の指示通り服薬指導を行う前に、まずは「患者さんに本当に適切なことをしているのか」という視点をもってほしいと思います。私たち看護師は患者さんを擁護する立場にあるということを忘れずに。

入院中に繰り返し行った評価から、患者さんがインスリン注射できないことが事前に明らかになれば、医師は、入院中に血糖値をある程度まで下げるためにインスリン療法を行い、血糖値が下がった後は、退院後の服薬管理を考えた内服薬中心の治療に変更するでしょう。ある程度の期間が過ぎたところで、入院中から、退院後も使える治療薬に変更します。それがうまくいくことを確認したうえで、退院となるわけです。たとえば、強化インスリン療法で必要な3回/日の注射は無理だとわかるので、最初からそれはしない。なるべくシンプルな服薬、シンプルな自己注射を考えて、週1回の注射でよい薬をあえて導入するなどの方向で検討します(p.114)。

## 🚩 看護師の高い傾聴力を薬の整理に活かす

看護師が実施する評価は、上記のように治療法を大きく変える要素になります。退院時、おそらく患者さんはこのような状況・状態になると予測し、入院中からそれに合わせた薬や栄養管理指導をしていくことができます。

介護施設に入所することになれば、退院前から介護施設に合わせた治療・ケアを考えることになります。自宅に帰る場合でも、ADLが問題なのか、認知機能が問題なのか、あるいは本人の意欲がないのかなど、どのような問題があるのかをみなければな

りません。それらを評価するには、やはり医療者にとって共通言語となるCGAの使用が適しているでしょう。

広く全体を見渡し、「ここをこう介入したほうがいい」といったアイデアを出せるのが、看護師だと思っています。もし主治医がCGAの結果をよく理解していなければ、その状態を医師に伝えることで、患者さんに合った薬に変更してもらうことができます。

例えば「どんな家に住んでいるのか」「どんな家族構成か」「誰がごはんを作り、誰が掃除をしてくれているのか」など。そして「一緒には住んでいないが、近所に娘さん家族がいて、娘さんはやる気になれば、週に2、3回、患者さん宅に来てもらえる」といったところまで、看護師は聞き及んでいたりします。実際にはケアマネージャーが退院後のプランを立てるのでしょうが、入院中から得た情報をもとに、看護師が使用可能な人的資源や公的介護の必要性など、細かくプランを立てて、退院時につないでいくことも必要だと思います。

### 1日4回も、どうやって飲んでもらう!?

ある日、偽膜性腸炎の患者さんがベッド満床であったため、退院せざるを得ない状況になりました。あと数日、バンコマイシンを内服しなければなりません。退院後も医師の指示通りに1日4回の内服で薬剤師さんは薬を準備していました。軽度の認知症があり、元々服薬管理ができない方でした。娘さんと同居していましたが、娘さんは仕事をされています。「いったい、どうやって1日4回飲んでもらいますか?」と疑問に思った私は、患者さんと話をして、「どんなふうに1日を過ごしているのか」「娘さんは何時にお仕事へ行かれて帰宅が何時なのか」伺いました。面会時に娘さんにも同じ質問をし、1日4回の内服は困難であることから、他の薬剤への変更が可能であるのか、まだ内服が必要な状況なのかについて主治医に提案したところ、あっさりと薬剤変更となりました。

生活の視点で医師に処方の提案をすることは、看護師の大きな役割です。

## 処方の工夫と服薬支援チェックリスト

- [ ] 服用薬剤数を減らす
  - ○力価の弱い薬剤を複数使用している場合は、力価の強い薬剤にまとめる
  - ○配合剤を使用する
  - ○対症療法的に使用する薬剤は極力頓用で使用する
  - ○特に慎重な投与を要する薬物のリストの活用

- [ ] 剤形の選択
  - ○患者の日常生活動作（ADL）の低下に適した剤形を選択する

- [ ] 用法の単純化
  - ○作用時間の短い薬剤よりも長時間作用型の薬剤で服用回数を減らす
  - ○不均等投与を極力避ける
  - ○食前・食後・食間などの服用方法をできるだけまとめる

- [ ] 調剤の工夫
  - ○一包化
  - ○服薬セットケースや服薬カレンダーなどの使用
  - ○剤形選択の活用（貼付剤など）
  - ○患者に適した調剤方法（分包紙にマークをつける、日付をつけるなど）
  - ○嚥下障害患者に対する剤形変更や服用方法（簡易懸濁法、服薬補助ゼリー等）の提案

- [ ] 管理方法の工夫
  - ○本人管理が難しい場合は家族などの管理しやすい時間に服薬をあわせる

- [ ] 処方・調剤の一元管理
  - ○処方・調剤の一元管理を目指す（お薬手帳等の活用を含む）

- [ ] 薬以外のケアを充実させる
  - ○薬の有害事象を見極める
  - ○薬以外の方法で対処する（生活習慣の改善、環境の改善）
  - ○不適切に薬を増やさないことを心掛ける

（高齢者の医薬品適正使用の指針（総論編）、平成 30 年 5 月 29 日付けより一部改変）

## COLUMN

### ■ 糖尿病の悪化時期には地域差がある（Dr. 秋下）

　同じ糖尿病の患者さんの間でも、どの地域に住んでいるかで、病状が悪化する時期に違いがあります。

　例えば都内に暮らす高齢者は、夏はとにかく暑いので日中は外出しません。クーラーの効いた家の中でごろごろ、それでも暑いのでジュースやアイスクリームなどを食べる。こういった生活が続けば夏太りし、血糖値が上がります。熱中症が心配な人たちもいる一方で、元気な高齢者でも夏になるほど活動しなくなります。むしろ冬のほうがアクティビティの上がる人もいることを認識しておかないといけません。

　しかし、雪の多い地域では、冬になると雪のために高齢者は身動きがとれません。出掛ければ滑って転ぶ危険もありますから、家にこもりがちな生活になります。よって糖尿病も高血圧も冬のほうが悪くなりがちです。夏は畑仕事もあって身体を動かすので、都会型の高齢者のような問題は起きません。

　日本ではあまり問題になりませんが、北欧諸国などの緯度の高い国では、日照時間の変化による影響を受けます。冬場は日照時間が非常に短くなるため、ビタミンDが活性化されず骨がもろくなりやすい、骨粗鬆症などの問題が生じます。

### ■ 院内処方薬の事情（Dr. 秋下）

　院内処方で扱う薬は、小さい用量しかないことがあります。薬の場合、小は大を兼ね、錠数を増やせばいいということだからです。4mgを1錠のところを院内では2mg×2錠使ってくださいとなるわけです。また合剤もあまり使われません。ですから入院中、「錠数」が多くなってしまうこともあります。退院時には、大きい用量にしたり、合剤を利用したりして錠数を少なくできるのであれば、その提案も1つの手です。

### ■ 薬剤師をどんどん活用してみよう！（Ph. 早瀬）

　みなさんの病棟に薬剤師はいますか？
　みなさんは病棟で薬剤師と密にコミュニケーションをとっていますか？
　当院では各病棟に薬剤師が1名以上配属されており、1日の大半を病棟で過ごしています。そして、私たち薬剤師は毎日、看護師からさまざまな質問や相談を受けています。よく相談を受ける薬剤に関する悩みは、鎮痛薬や睡眠薬、下剤に関するもの。例えば、患者さんが「睡眠薬を内服していても、夜眠れていない」「鎮痛薬を内服しているのに、痛みの訴えが多い」「下剤を内服していても、患者さんが1週間近く便秘で困ってる」などです。

　当院では、そういった相談を日常的に薬剤師が受けているため、自然にその困りごとを薬剤師が医師とのコミュニケーションに反映し、最適な薬剤選択につなげることができています。私は、看護師が上手に薬剤師を活用してくれているからこそ、この過程が

うまく機能していると感じています。

　医師に相談したくても「なんとなくうまく伝わらない……」「薬剤については自信がない……」そんなときはまず、看護師のみなさんも薬剤師に相談してみませんか。みなさんがもっている患者さんの多様で正確な情報に、薬剤師が薬剤知識を反映させて医師に相談すれば、よりスムーズに、より適切な治療方法を検討することができます。

　薬剤師を緩衝材として医師へ伝えることで、思いのほかスムーズに治療が改善される、そんなことが多々あります。難しく考えずに、何気ないことでも薬剤師に相談してみましょう！

# 索引
（太字は薬の商品名）

## 欧文

ACE阻害薬……102
ANP……87
ARB……102
BNP……87
BOT（basal supported oral therapy）……123,124
BPSD……134,140
B型肝炎……151
CCr……107
CGA……188
COPD患者のインフルエンザ感染……140
COX……27
COX-1……26
COX-2……26
COX-2選択的阻害薬……26
Cr値……106
DMARDs……146
DPP-4阻害薬……123,124
eGFR……107
GABA……62
GLP-1アナログ……189
GLP-1受容体作動薬……122,124
hANP製剤……87
Hb……33
IDカード……127
MMSE……67
Naチャネル遮断薬……73
NSAIDs……22,25,26,108
OTC医薬品……27
　　──,抗コリン作用のある……73,80
　　──,せん妄のリスクがある……42
PL顆粒……42
PPIの長期連用……152
PT……171
SU薬……96,104,121
T1/2……49,169,174
Tmax……174
Z-drug……55,167
β遮断薬……104

## あ

アゴニスト……77
アスピリン……28,171
アセチルコリン……70,134
　　──の作用……71
アセトアミノフェン……25,26,57
アゾセミド……82
アタラックスP……36,37,64,81
アドレナリン作用……160
アマリール……127
アマンタジン……135
アミティーザ……111,113,172
アモバン……45,56,145
アリセプト……73
アルダクトンA……86
アルツハイマー病発症リスク……118
アルドステロン……156
アルドステロン拮抗薬……86
アルファロール……105
アレグラ……74
アレジオン……74
アローゼン（合剤）……110
アンジオテンシンⅡ受容体拮抗薬……102
アンジオテンシン変換酵素阻害薬……102
アンタゴニスト……77
イクセロン……73,160
意識障害を起こしやすい薬……40
「以前飲んだことがある薬」……76
痛み……24
　　──の評価……29
胃腸の蠕動運動を改善する薬……139
「いつもと違う」……31,33
インスリン強化療法……123
インスリン製剤……121
インスリンデグルデク……123
インスリンリスプロ……123
インフルエンザワクチン……140
運動器症候群……11
エスゾピクロン……45,56,60,145
エスタゾラム……59,67
エチゾラム……54,55,59
エフェドリン……160
エプレレノン……86
エリスロポエチン……103,107
エロビキシバット……111,172
嚥下機能……136
　　──の低下……135
　　──を低下させる薬……133
嚥下にかかわる薬……130
エンドキサン……149
塩分制限,高齢者の……96
オーラルサルコペニア……136

オーラルフレイル……136
オピオイド……26,27
オレキシン……53
オレキシン受容体拮抗薬……53
遠志……159

**か**

ガスター……74
ガスター 10……80
過鎮静……130
葛根湯……162
活性型ビタミン$D_3$製剤……105
ガランタミン……73
カリウム……155
カリウム保持性利尿薬……86
カルシウム……155
カルペリチド……87
加齢性筋肉減少症……11
カロナール……27,57
感覚器機能の低下……183
環境の変化……176
緩衝機能の低下……183
感染防御能の低下……145,150
感染予防教育……152
甘草……159,161
甘草湯……161
漢方薬……154
偽アルドステロン症……15,160
「効かない」……175
効き方を知っておく……145
桔梗湯……161
気候・気温の変化……182
拮抗する薬の処方……15
拮抗薬……77
機能低下予防の視点……139
強力ネオミノファーゲンシー……159
グーフィス……111,172
薬が増えてしまう……181
薬の効きすぎ……180
薬のせいでは?……19
薬の整理……17
薬の継ぎ足しはしない……173
薬を一度止めること……12
クラリチン……74
グリチルリチン……159
グリチロン……159
グリニド薬……121
グリメピリド……127

グルファスト……121
クレアチニンクリアランス……107
クレアチニン値……106
クロライドチャネル・アクチベーター……111
桂枝加朮附湯……160
軽度認知障害……12
下剤……109,172
　　――の止めどき……113
血圧の下がりすぎ……88,92
結核……151
血清カリウム値……155
　　――の基準値……162
血糖管理目標値――,高齢者の……119
血糖降下薬……121
降圧薬・利尿薬の減量/増量……182
効果の持続時間……169
高カルシウム血症……105
効果を現すまでの時間……169
抗凝固薬……2,28
高血圧の罹患率……102
抗血小板薬……2,28
抗血栓薬……2,168
　　――による出血のリスク……88
抗コリン作用……68
　　――による尿閉……71
　　――のあるOTC医薬品……73,80
　　――のある薬……80,134
　　――のメカニズム……70
抗コリン薬による有害事象……72
合剤の意義……20
抗精神病薬……138,140
向精神薬……104
抗てんかん薬……104
抗ヒスタミン薬の抗コリン作用……73
高マグネシウム血症……106,110
抗RANKL抗体……105,112
抗リウマチ薬の分類……148
高齢者総合機能評価……188
高齢者糖尿病の血糖コントロール目標……120
高齢者における睡眠構造……51
高齢者に処方されなくなった薬……96
高齢者の塩分制限……96
高齢者の非典型的徴候……124,127
高齢者の不整脈に対する薬物治療……79
高齢者の有害作用発現率……66
高齢者を取り巻く薬の問題……9
高齢心不全患者のフレイル……94
呼吸機能の低下……136

牛車腎気丸……160
「ご飯を食べない」……32
コリンエステラーゼ阻害薬……73

### さ

サイアザイド系利尿薬……86
剤形……141
　　──の選択……191
最高血中濃度到達時間……174
サイレース……46
作動薬……77
サブスタンスP……133,134
サムスカ……82,95
サルコペニア……9,11
サロゲートマーカー……168
酸化マグネシウム……98,172
ザンタック……74
残薬問題……7
サンリズム……73
シクロオキシゲナーゼ……27
ジクロフェナクナトリウム……22,23,25
シクロホスファミド……149
ジゴキシン……96,104
　　──の治療域血中濃度……107
持参薬管理センター……21
ジソピラミド……73
疾患修飾性抗リウマチ薬……146
シックデイ……126
ジフェンヒドラミン……63
社会的フレイル……10
芍薬甘草湯……156,158,161
遮断薬……77
重症低血糖を起こしやすい薬……121
順応性の低下……183
消化性潰瘍治療薬……23
処方カスケード……4,8
処方されなくなった薬,高齢者に……96
処方の工夫……191
ジルチアゼム……82,92
シロスタゾール……135
腎機能低下……26,88
　　──と悪循環……103
　　──と看護……107
　　──の要因……101
神経障害性疼痛治療薬……26
神経の損傷・圧迫による痛み……25
腎硬化症……102
腎臓のはたらき……103

心臓リハビリテーション……94
身体的フレイル……10
腎排泄の薬……98,104
心不全患者の心機能……95
心不全の病態マーカー……87
心不全パンデミック……96
水分と生活……93
睡眠構造──,高齢者における……51
睡眠薬の依存性……55,66
睡眠薬の追加……63
睡眠薬の使い方……48
ステロイド……153
　　──の長期内服……147
ストレス……181
スピロノラクトン……86
スボレキサント……45,53,59,60,145,165,173
スルファメトキサゾール・トリメトプリム……151
スルホニル尿素薬……96,104,121
生活リズム……175
　　──に合った服薬方法……19
精神的フレイル……10
生物学的製剤……146
生理的睡眠時間……50
セララ……86
セレコキシブ……26
セレコックス……26
セレネース……40,46
センノシド……110
せん妄……40
　　──になる素因……37
　　──のスケール……47
　　──の前駆症状……44
　　──のリスクがあるOTC医薬品……42
前立腺肥大治療薬……90
造影剤……108
造影剤性腎症……103
総合感冒薬……68
速効型インスリン分泌促進薬……121
ゾピクロン……45,56,145
ゾルピデム……45,56,60,65,145,165

### た

ダイアート……82
ダイオウ……110
代替指標……168
大腸メラノーシス……110
大脳機能の低下……183
タケプロン……152

多剤服用による害……2
脱水……86
多尿と転倒リスク……84
「食べられるようになってもらいたい」……141
胆汁酸トランスポーター阻害剤……172
胆汁酸トランスポーター阻害作用……111
タンスの肥やし……3
蓄積されやすい,(薬が)……101
中枢神経機能を抑制する薬……135
調剤の工夫……191
重複処方……14
鎮痛薬……22
　　──の止めどき……31
低カリウム血症……155,159,161
低血糖を起こしやすい経口血糖降下薬……122
低分子抗リウマチ薬……146
テオフィリン……96
デノスマブ……105,112
デパス……54,55,59
デュラグルチド……124
電解質異常……86,88,93,99
糖尿病……117
　　──の悪化時期……192
糖尿病性腎症……102
ドネペジル……73
ドパミン……133
トラマドール……27,30
トラマール……27,30
トラムセット……27
トリアゾラム……54,56,59
ドリエル……63,80
トリクロルメチアジド……87
トルバプタン……82,95
トルリシティ アテオス……124
トレシーバ……123

## な

ニューモシスチス肺炎……151
尿閉,抗コリン作用による……71
人参栄養湯……159,161
認知症ケアチーム……66
認知症治療薬……73,74
認知症発症リスク……118
「眠れない不安」……58
ノンレム睡眠……50

## は

バイアスピリン……28,171

肺炎球菌ワクチン……140
肺炎のハイリスク群……137
肺炎の予防効果をもつ薬……134
排尿機能の加齢変化……71
排便姿勢……109d
排便の目安……109
バクタ……151
バクトラミン……151
バソプレシン……86
八味地黄丸……160
ハルシオン……54,56,59
ハロペリドール……40,46
半減期……49,169,174
ハンプ……87
ヒスタミンH$_1$受容体拮抗薬……74
ヒスタミンH$_2$受容体拮抗薬……74
非ステロイド性抗炎症薬……22,25,26,108
ビスホスホネート……112,153
ビタミンD……105
非典型的徴候,高齢者の……124,127
ヒドロキシジン……36,37,64,81
ヒドロクロロチアジド……87
ヒドロクロロチアジド……87
非ピリン系解熱鎮痛薬……25,26
非ベンゾジアゼピン系……53,56
非麻薬性鎮痛薬……27
ヒューマログ……123
ピルシカイニド……73
副作用……20
服薬後の観察……173
服薬支援チェックリスト……191
服用薬剤数を減らす……191
附子……160
不整脈に対する薬物治療,高齢者の……79
不適切処方……14
不眠時の指示……61
不眠症の診断基準……58
ブメタニド……87
ブラジキニン……134
プラリア……105
フルイトラン……87
プルゼニド……110
フルニトラゼパム……46,65
フレイル……9
プレガバリン……27,30
プレタール……135
プレドニゾロン……143
プロスタグランジン……25

プロスタグランジン産生抑制……26
フロセミド……83,87,182
ブロチゾラム……48,54,65,67
　──の盲点……65
ブロッカー……77
プロトロンビン時間……171,174
プロトンポンプ阻害薬の長期連用……152
ヘモグロビン値……33
ベルソムラ……45,53,59,60,145,165,173
ヘルベッサー……82,92
ベンゾジアゼピン系……53,56
ベンゾジアゼピン系薬剤によるリスク……54
ベンゾジアゼピン受容体……62
ベンゾジアゼピン受容体作動薬……52,56
便秘のリスク……113
補中益気湯……159
ポリファーマシー……2,7
　──の形成……9
　──の問題点……13
ボルタレン……22,23,25

## ま

マイスリー……45,56,60,65,145,165
「前から飲んでいるので」……78
麻黄……160
マグネシウム異常……99
慢性硬膜下血腫……177
ミチグリニドカルシウム……121
メトトレキサート……143,148
メラトニン……53
メラトニン受容体作動薬……53
メロキシカム……26
モービック……26
モニラック……111
免疫調節機能の低下……145
免疫抑制作用のある薬……142
免疫抑制薬……146
物忘れ外来……67,163

## や

薬剤起因性老年症候群……9,12
薬剤性浮腫……92
薬剤総合評価調整加算……20
薬物的拘束……139
薬物動態と薬力学の変化……76
薬物に対する感受性……76
薬物有害事象……20
薬効評価……164

有害作用発現率,高齢者の……66
ユーロジン……59,67
用法の単純化……191
抑肝散……156,158,160,161
予備能の低下……77
予防接種……152

## ら

ラクツロース……111
ラクツロース……111
ラシックス……83,87,182
ラメルテオン……45,53,59,60,145,174
ランソプラゾール……152
リウマチ性多発筋痛症……153
リウマトレックス……143,148
リスパダール……40,46,130,133
リスペリドン……40,46,130,133
リスモダン……73
利尿薬……83,87
　──の影響……89
利尿薬・降圧薬の減量／増量……182
リバスタッチ……73,160
リバスチグミン……73,160
リリカ……27,30
療養の場の変化……180
ルネスタ……45,56,60,145
ルネトロン……87
ループ利尿薬……86
ルビプロストン……111,113,172
レミニール……73
レム睡眠……50
レンドルミン……48,54,65,67
老年症候群……6,9,12
ロキソニン……25,30
ロキソプロフェンナトリウム……25,30
ロコモティブシンドローム……9,11
ロゼレム……45,53,59,60,145,174
ロヒプノール……65

## わ

ワーファリン……28,168,171
ワルファリンカリウム……28,168,171
ワンアルファ……105